プライマリ・ケアでうつを診たら

見立てから治療まで、やさしくわかるうつ病診療

編著 河西千秋
札幌医科大学医学部神経精神医学講座

共著 加藤大慈
戸塚西口りんどうクリニック

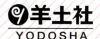

はじめに

　本書は、精神科以外の医療現場でうつ病のプライマリ・ケアを行う可能性のある医療者や、初期研修医のような初学者、あるいは精神科後期研修医の方々を念頭に企画されたものですが、世の中に、幾多の「うつ病」を冠した学習書が出版されている中、その構成や内容をどのようにまとめていくかというところで、編著者（河西）と共著者の加藤先生、そして編集者の秋本さんとでさまざまな工夫を重ねながら本書が上梓されました。

　本書にはいくつもの特色があります。まず、編著者と共著者による病院やクリニックでの診療や社会のさまざまな領域での精神保健活動における豊富な経験を反映させるべく項目立てを行いました。そして平易なことばを使ってうつ病の見立てや治療の実際を解説しました。最近では、専門外からうつ病のケアに関与する人が増えたことや電子情報の氾濫などにより、うつ病に対する理解や認識に関して、世の中で大きなずれが生じていたり、診療の現場に混乱が生じていたりもしますが、そのような問題についても、率直に問題の本質や解決のヒントを読者に伝えるように努めました。また、最大の特徴は、たくさんの事例を提示したことです。事例の採用に際しては決して奇を衒うことなく、日常的によく出会うような事例を、「しかし少し掘り下げて考察してみれば…」という視点で選び、解説しました。うつ病や、関連する精神疾患の病態や治療に関しては、世界で日々さまざまな臨床研究が実施され、新しい知見が提示される状況にあります。本書では、なるべくエビデンスのあるものやガイドラインとして示されている内容を紹介するように心がけましたが、一部、要検討とされている内容やいわゆる経験論も書いていますし、かなり編著者と共著者特有の見解も含まれているかもしれません。しかし細部はともかくも、本書で最も大事にしてい

るところは、診療に際しての医療者の心構えや態度、そして患者さんとのコミュニケーションのとり方です。患者さんと医療者との治療関係の基盤となるのは、コミュニケーションと信頼関係です。本書は、そこに関わる技術論に多くのページを割いている点がまた大きな特徴と言えます。

　本書の内容のうち、「第1章〜第3章（「第2章4．薬物治療」を除く）」は主に編著者が執筆し、「第2章4．薬物治療」と「第4章」は主に共著者の加藤先生が執筆しました。また、第4章の「アルコールとうつ病」の事例については、横浜市立大学医学部精神医学教室の井上佳祐先生の協力を得ました。共著者の加藤先生は、編著者にとって、長く精神科の診療や学生・研修医教育、そして自殺予防対策のための地域活動や研究活動をともにしてきた仲間です。加藤先生は、リエゾン精神医学や緩和医療、精神科リハビリテーションの経験も豊富で、今は精神科クリニックを開業し地域医療に貢献しています。本書の執筆開始直後に、編著者が思いもよらず横浜市立大学から札幌医科大学に転勤をすることとなり、出版スケジュールに遅れが生じましたが、加藤先生の強力な支援と、編集の秋本さんの弛まざるサポートにより、無事、本書を上梓することができました。あとは、私どもが大事に書き進めてきた本書が、手に取る皆様のお役に立つことを願うばかりです。

　最後に、編著者の職業人としての在り方に少なからず影響を及ぼし、本書上梓の直前に亡くなったあの世の父にここで感謝を捧げたいと思います。

2016年3月

河西千秋

プライマリ・ケアでうつを診たら
見立てから治療まで、やさしくわかるうつ病診療

― 目 次 ―

● はじめに

第1章　見立て

1　うつ？　うつ状態？　うつ病？　　10
まぎらわしいことばたち…10／病名は医学的診断名を用いること…11／"うつ"、"抑うつ"、"うつ状態"、"抑うつ状態"の使い分け…11

2　うつ病の診断（診断基準）　　14
一般に使用される診断基準…14／診断基準を用いる際の注意点…16／抑うつ状態、もしくはうつ病をきたしやすい状況…17

3　うつ病の一般症状　　19
うつ病の一般症状とは…19／抑うつ気分…20／興味と喜びの消失…20／活力の減退による易疲労感の増大や活動性の減少…21／集中力と注意力の減退…21／自己評価と自信の低下…22／罪責感と無価値感…22／自傷あるいは自殺の観念や行為…23／将来に対する希望のない悲観的な見方…24／睡眠障害…24／食欲不振…24

4　知っておくべきその他の症状　　26
一般症状以外の重要な症状…26／身体化症状…27／日内変動…28／念慮、妄想…28／精神運動抑制、制止…29／昏迷…29

5　うつ病のスクリーニング　　31
うつ病のスクリーニング…31／スクリーニング・ツールの種類…32／スクリーニング・ツールを使用する際の注意点…35

― 目次 ―

6 うつ病をみつけ出すこつ　　36
うつ病を見つけ出すには…36／まずは疑ってかかること…37／可能性を広くとって問診を…37／患者さんの生活の様子、言動から得られるヒント…38

7 うつ病の経過　　40
うつ病の経過…40／経過から読み取れること…42

第2章　治　療

1 うつ病の標準的治療　　44
うつ病の治療の基本要素…44／うつ病治療の流れ…45

2 治療が必要かどうかの判断、治療のタイミング　　48
治療が必要かどうかの判断…48／治療開始のタイミングをどのように考えればよいのか…49

3 精神療法　　51
精神療法とは…51／精神療法の種類…52／心理教育…53／一般精神療法…53／認知行動療法…54

4 薬物治療　　57
薬物治療、その前に…57／薬物治療の開始にあたって留意すること…60／抗うつ薬投与の開始…64／抗うつ薬の基礎知識…71／治療におけるさまざまな疑問…86

5 ソーシャルワーク　　93
ソーシャルワークとは…93／医師自身もソーシャルワーカー…95／ソーシャルワークに際して留意すべきこと…96

6 リハビリテーション　　98
うつ病治療におけるリハビリテーション…99／リハビリテーションの種類…100／作業療法、あるいはデイケア…101／リワーク・デイケア…102

7 再発予防と治療の終結　　104

再発シナリオ…105／再発予防に必要なこと…105／治療終結の条件…106／いつまで治療を継続したらよいのか…107

8 うつ病の再発　　108

再発とは…108／再発のリスクは…109／双極性障害への移行…110

9 うつ病と自殺　　113

うつ病と自殺関連行動…113／自殺の危険因子と防御因子…114／自殺について尋ねる…116／自殺実行の危険性をアセスメントする…117／自殺を防ぐ…117

10 プライマリ・ケア医とうつ病診療　　120

プライマリ・ケア医によるうつ病診療…120／うつ病診療のステップ…121／専門的治療を行う際の要件と限界…122／精神科医との連携…124

第3章　領域別のうつ病診療と必要な知識

1 勤労者のうつ病　　130

勤労者のうつ病診療に際して…131／診療上の配慮…131／診断書の作成…132／病気休暇と休職の違い…133／産業医や保健師との連携…133

2 高齢者のうつ病　　138

高齢者とうつ病…139／病歴の聴取の前に…139／発病の契機…140／症候の特殊性…141／認知症との鑑別診断…142／薬物療法を行ううえでの注意…143／ケアの体制づくり…144

3 学生のうつ病　　145

学生のうつ病診療に際して…146／問診から見えてくるもの…147／診療上の配慮…147／薬物治療における注意事項…148／親（保護者）との連携…149／学内資源との連携…149

4 身体疾患に合併するうつ病　151

うつ病を合併しやすい身体の疾病…151／診察の際に留意しておくべきこと…153

第4章　ケーススタディ

症例1	働く人のうつ病　その1〜 リワーク・デイケアを利用	156
症例2	働く人のうつ病　その2〜 休む場所	159
症例3	働く人のうつ病　その3〜 復職後のケア	162
症例4	高齢者のうつ病 〜 認知症との鑑別が重要	167
症例5	身体症状が目立ち他科を転々としたうつ病（仮面うつ病）	169
症例6	抗うつ薬によって躁転した一例 〜 実は双極性障害	171
症例7	自傷をくり返した症例　〜 自殺のリスクアセスメントと治療的対応	173
症例8	中学生のうつ病 〜 児童の特徴と治療上の注意点	176
症例9	抗うつ薬中断後の断薬症状	178
症例10	ステロイドによる精神病性障害、うつ病性障害	180
症例11	アルコールとうつ病 〜うつ病に隠された問題	182
症例12	職場で問題視されていたうつ病の事例	186
症例13	がん患者のうつ病　その1 〜 痛みもうつ病の一症状	189
症例14	がん患者のうつ病　その2 〜 吐き気もうつ病の一症状	192

症例15　がん患者のうつ病　その3 〜 適応障害とうつ病　　*194*

症例16　がん患者でうつ病と間違われた症例　その1
　　　　〜 ノバミン® によるアカシジア　　*197*

症例17　がん患者でうつ病と間違われた症例　その2
　　　　〜 低活動型せん妄　　*199*

● 索　引　　*201*

Column

"現代型うつ" や "新型うつ"、"なんちゃってうつ病" とは…*13*
精神科診断力をつけるためには…*18*
うつ病患者さんを励ましてはいけないのか？…*47*
カウンセリングをしてもらっていない…*56*
抗うつ薬の増量…*69*
抗うつ薬の減量…*70*
この処方はどこがよくない？…*81*
第1選択薬の使い分け…*84*
薬物代謝の個人差による影響…*91*
究極の社会資源…*97*
気分転換のための旅行は効果的か？…*103*
うつ病は心の風邪？…*112*
自殺をしない約束…*119*
自殺をしない念書…*119*
精神科？精神神経科？神経精神科？メンタルヘルス科？…*127*
患者さんの言い分、会社の言い分…*135*
産業医などの産業保健スタッフと精神科医の連携…*136*
休職者のうつ病治療マネージメント…*137*
働く人のうつ病のコメントと具体的な投げかけ方…*165*
修正型電気けいれん療法…*181*

第 1 章

見立て

第1章

1 うつ？うつ状態？うつ病？

Point
- うつ病に類似したさまざまな用語が氾濫しており、しばしば誤用され現場を混乱させている
- さまざまな用語があるなかで、医療者や専門職者が用いるべき医学用語は実際には限られている
- 適切な用語・用法で、多職種が混乱なく情報を共有することが重要である

まぎらわしいことばたち

うつ病に似たことばで、"うつ"、"抑うつ"、"うつ状態"、"抑うつ状態"、果ては、"現代型うつ"や"新型うつ"、"なんちゃっ

てうつ病"など、さまざまなことばが氾濫していますが、これらのことばをどのように理解し、使い分けたらよいのでしょうか。

病名は医学的診断名を用いること

　まずしっかり押さえておきたいポイントは、「病名」と「状態像」を区別することです。"うつ病"、"うつ"、"抑うつ"、"うつ状態"、"抑うつ状態"、"現代型うつ"、"新型うつ"や"なんちゃってうつ病"のうち、「病名」として使用するのが適切なのは、"うつ病"です。その他、"うつ病性障害"、"うつ病エピソード"という用語も病名として適切です〔診断については、第1章2. うつ病の診断（診断基準）参照〕。

　それ以外の"うつ"や"抑うつ"などは、すべて「状態像」を表すことばです。"うつ"、"抑うつ"、"うつ状態"、"抑うつ状態"は、すべて同義で、いわば活気がなく、気分が沈んでいるようにみえる状態を表すことばです。

"うつ"、"抑うつ"、"うつ状態"、"抑うつ状態"の使い分け

　それでは、「状態像」を表す"うつ"、"抑うつ"、"うつ状態"、

11

"抑うつ状態"は、どのように使い分けたらよいのでしょうか。世の中で自由に使われているこれらのことばの使い方にルールを定め、統制をかけることは不可能なことですが、"うつ病"ということばとの誤解を避けるために、状態像名は、"抑うつ状態"と、「抑」の字を前に出して状態像を表すことを推奨します。

　なお、注意をしなければならないのは、簡単に「抑うつ状態」と決めつけてかからないことです。ある人を見て活気が感じられないからといって、その人が抑うつ状態とは限りません。しかし、かといって抑うつ状態を疑われる人を放置することもよくありません。結局、積極的にコミュニケーションを図り、相手の方の状態を把握することが大事なのです。抑うつ状態が同定され、かつ、そのような状態の人が医学的診断基準に照らしてうつ病であることが明らかになれば、はじめて"うつ病"の診断がつくことになります。この診断までの流れのなかで、コミュニケーション技術が、実はすべての入口において重要だということがわかります。

Column "現代型うつ"や"新型うつ"、"なんちゃってうつ病"とは

"現代型うつ"や"新型うつ"、"なんちゃってうつ病"ということばをよく耳にします。一般に、「彼／彼女は本物のうつ病じゃないから」とか、「都合よく病気を名乗っている」というニュアンスで使われているように思われますが、これらの言葉がにわかに注目されるようになったのは、NHKが2012年に放映した、NHKスペシャル「職場を襲う"新型うつ"」がきっかけと思われます。この番組では、このような疾病概念がすでに確立されているかのように、断言調でこの"現代型うつ"、あるいは"新型うつ"を解説しました。これに、精神科医なども乗っかってしまい、肯定的なコメントをくり返したり、他のメディアも特集記事などで扱うようになり、ここに至ってこれらの語が市民権を得てしまいました。しかし、そもそもこれらの語は医学的なものではありません。また、このような造語をつくっているのは日本だけの風潮です。NHKの言うところの"現代型うつ"や"新型うつ"を示す人の存在は、はるか前から精神医学において指摘されていました。結局、そのような勤務態度、学業態度を示す人のなかで、医学的にうつ病の診断基準に合致する人はうつ病罹患者であるわけで、それ以上でもそれ以下でもありません。"現代型うつ"、あるいは"新型うつ"という言葉を用いることは、誰にとっても何のメリットもなく、それらを用いることで周囲も不快感を募らせるだけでしょう。非医学的な言葉に振り回されることは止めにしたいものです。

第1章

2 うつ病の診断（診断基準）

Point
- うつ病の診断にはまずうつ病エピソード診断を行う
- うつ病エピソードの診断基準として10の症候がある
- うつ病診断はマニュアル的に行うものではない。患者さんの人生を十分に把握したうえで、メンタルヘルス不調に関連するライフ・イベント、経過から導き出されるものである

一般に使用される診断基準

　まず診断基準からみていきます。うつ病を含む精神疾患の診断基準は、2つの疾病分類基準にほぼ集約されています。1つは、医

師の誰もが知っている、International Classification of Disease（ICD；最新版はICD-10）のなかにある診断基準で、もう1つは、アメリカ精神医学会が発行している、Diagnostic and Statistical Manual of Mental Disorders（DSM；最新版はDSM-5）のなかにある診断基準です。ここでは、精神科以外の医師になじみがあり、かつ手に取りやすいICD-10の基準を表にまとめました（表1）。この基準では、一般症状を提示し、診断ガイドラインとしています。

　ここでは、「うつ病エピソード」ということばが使われています（正式には大うつ病エピソード）。通常、診断基準は、「…病」や、「…症」というタイトルで基準が設けられているのですが、うつ病

表1　（大）うつ病エピソードの一般症状

1. 抑うつ気分
2. 興味と喜びの消失
3. 活力の減退による易疲労感の増大や活動性の減少
4. 集中力と注意力の減退
5. 自己評価と自信の低下
6. 罪責感と無価値感
7. 自傷あるいは自殺の観念や行為
8. 将来に対する希望のない悲観的な見方
9. 睡眠障害
10. 食欲不振

の場合は、まず、エピソード診断をします。そのための診断基準が、表1にあるものなのです。表の1〜3は主要症状とされるものです。これらの症状が2週間以上持続すると（ただし重症の場合、その限りではない）うつ病が強く疑われます。うつ病のような気分障害（DSMの呼び方）、あるいは気分（感情）障害（ICDの呼び方）の場合、うつ病エピソードや躁病エピソードをまず診断し、その組み合わせで、さらに上位診断がなされます。例えば、うつ病エピソードをくり返してきた患者さんの場合は「反復性うつ病」という診断がつきますし、うつ病エピソードと躁病エピソードの両方が経過のなかにみられる患者さんの場合には「双極性障害」という診断がつくということとなります。

診断基準を用いる際の注意点

　理論的には、診断基準に当てはまればうつ病エピソード、あるいはうつ病、そうでなければうつ病ではないということになります。しかし、患者さんの経過や背景についての情報や、診察による症状の把握を十分に行うことによって、はじめてこの診断基準を検討できるのであって、患者さんや家族からの聴き取りや診察が不十分であったり不適切であったりして何かが欠落してしまうと、本来はうつ病である患者さんがそうでないと診断されてしまうおそれがあります。だから結局のところ、患者さんから十分な情報が得られるかどうかは、医師のコミュニケーション能力や、

それも含めて、診察により十分な症状把握ができるかどうかというところ、つまり医師の診察技術にかかっているのです。

抑うつ状態、もしくはうつ病をきたしやすい状況

ひと言でうつ病といっても、その発病の経緯は、患者さんの人

表2　抑うつ状態やうつ病をきたすことの多い疾患、外的要因

神経疾患	脳梗塞、脳出血 パーキンソン病 ハンチントン病 多発性硬化症
内分泌性疾患	甲状腺機能低下症 副甲状腺機能低下症 副腎皮質機能低下症
自己免疫性疾患	全身性エリテマトーデス
感染症	単球増加症 肝炎 HIV感染症
癌	あらゆる癌
中毒	アルコール（慢性） アンフェタミン、および関連物質 コカイン
治療薬	ステロイド インターフェロン

生が人それぞれであるのと同じ人それぞれです。また、他の疾患や、外的要因から抑うつ状態やうつ病をきたすこともあります（表2）。これらの疾患や外的要因についての知識をもっていれば、抑うつ状態やうつ病の治療を行うとともにその問題にも直接アプローチすることで、すみやかに患者さんを改善に導くことができます。

精神科診断力をつけるためには

　精神科疾患は、最終的には脳の機能障害を反映して症状が現れますが、その発症過程は昨日、今日の短い期間で成立するわけではありません。それは、患者さんの人生の文脈のなかで生じてきた事柄なのです。どの診療科でもそれは同じかもしれませんが、精神疾患では、生育歴や、生活歴、ライフ・イベント（人生の出来事）、ストレスへの短期的、あるいは慢性的曝露、そして問題や周囲の人々との相互作用などといったものが、深いところで発症にかかわっていることもあり、より人生全般の精査が必要となります。また、精神疾患の診断には、これに加えて精神症候学の知識、長い経験、多数例の経験から得られる症候の理解がものを言います。このように、精神科診断はマニュアル片手にできるものではありません。これから精神科疾患の診療を行いたいという他の診療科の方には、一般病院（総合病院や大学病院）での精神科カンファレンスへの定期的な参加による学習機会の確保をお勧めします。

第 1 章

3 うつ病の一般症状

> Point
> - うつ病の一般症状について、その内容と本質を理解する
> - うつ病の一般症状がどのように患者さんの発言として聞かれるのか、生活上、どのように表れるのかを知ることが重要である
> - 症状の具体的な表れ方を想定したうえで、患者さんに詳しい問診を行い、精査を進めていく

うつ病の一般症状とは

　前項ではうつ病の標準的な診断基準を提示しましたが、基準となる症状がわかっても、その症状がどのようなものかわからなくては意味がありません。したがって、本項では、そこに書かれて

いるうつ病エピソードの一般症状について解説をします。

抑うつ気分

　抑うつ気分とは、その名のとおりに落ち込んだ気分、沈み込んだ気分のことです。抑うつ気分は、うつ病の中核症状だと言えます。
　意外にも患者さんから表出されにくい症状なので、「気持ちが沈みがちではありませんか？」などとこちらから尋ねてみるとよいでしょう。

興味と喜びの消失

　自分の外の世界に対して興味や関心が失われてしまった状態で、自分の周囲に起こる出来事や人とのかかわりにおいて、それらに反応して喜びを感じることができなくなってしまった状態のことを指します。患者さんに、ニュースをみているかどうかとか、友人・知人の動向などについて関心をもっているかどうか尋ねてみるとよいでしょう。また、喜びの有無を直接尋ねるよりも、気持ちが動かなくなってしまったのではとか、喜怒哀楽がなくなってしまったのではという尋ね方の方が患者さんにとってしっくりくるようです。

活力の減退による易疲労感の増大や活動性の減少

　エネルギーが失われ、精神的にも身体的にも、また行動面でも活力が失われた（つつある）状態です。また、行動の量に比して、それよりも過度に疲労感や全身倦怠感を感じている状態、もしくは、最低限の日常生活を送っていても疲労感や全身倦怠感を感じてしまうような状態を指します。

集中力と注意力の減退

　うつ病は、罹患した人のあらゆる能力を低下させてしまう病気であり、その人が本来もっている集中力や注意力をも低下させます。その結果、学業や業務の量や質が低下したり、ミスが多くなります。また、集中や注意が散漫になったり困難になる結果、相手方が約束事をしたと思っていても患者さんはそうは思っておらず、結果的に約束事を反故にしてしまったかのような状況に陥ることがあります。

自己評価と自信の低下

　自分自身に対する価値観が著しく低下することを言います。これは、必ずしも失敗した・しないの出来事とは関係なく言い表されます。患者さんからは、「自分は能力がない」、「どうせ自分は…」、あるいは、「自分は（今の仕事・役職）を辞めた方がよい」などという発言が聞かれます。重症化すると、妄想に発展することもあります。

罪責感と無価値感

　前述の「自己評価と自信の低下」と似た症状で、「自分のせいで…」とか、「自分は罪を背負っている」と解釈したり、「自分は価値のない人間だ」という思考に陥ります。事実と照らして実際に患者さんが言うような出来事が生じていない場合や、必要以上にそのことに言及し拘る場合、あるいは他人からの懐柔にも聞く耳をもたないような状態になっている場合に症状ありと判断します。前述の「自己評価と自信の低下」や「罪責感と無価値感」の症状がさらに悪化すると、患者さんが自分自身のことを追い込んでしまい、自殺に傾いていきます。なお、この症状を心の底にしまいこんでいる患者さんもいるので、自ら語らない場合でも、「何か自分を責めたり、自分のせいで…と考えたりしていませんか？」

などと尋ねてみるとよいでしょう。

自傷あるいは自殺の観念や行為

　ここに挙げられている抑うつ症状がさらに悪化すると、これらの症状が果てしなく続くように思い、その辛さや苦痛を終わらせようとして、絶望感や無力感に苛まれて自殺が生じやすくなります。自殺に吸い込まれていくような患者さんの心理は、医療者が理解することは困難です。それは、"このような出来事があって…それがこのように推移して…結果的にこのようなことになってしまい…あまりの辛さに…"といった原因・結果論や因果論で合理的説明のできない、もっと深いところに流れているうつ病の病理であって、自殺の観念そのものが、この病気の基本症状だとしか言えないようなものだからです。自殺が生じた後で、振り返ってもその直接的な理由がわからないというのは、そういうことなのです。

　自殺に傾く気持ち、すなわち自殺念慮を尋ねる方法としては、「そのように辛い気持ちでいらしたとしたら、死んでしまいたいなどと考えたこともありますか？」「消えてなくなってしまいたいとか、このままいなくなってしまいたいなどと考えたことはありませんか？」などと尋ねてみるとよいでしょう。

将来に対する希望のない悲観的な見方

　これも前述の「自己評価と自信の低下」「罪責感と無価値感」と似た症状です。患者さんは、あらゆることに前向きになれず、後ろ向き、悲観的な気持ちとなり、それを態度や発言で表します。

睡眠障害

　ほぼ必発の症状ですが、一言で睡眠障害と言ってもさまざまなパターンがあります。眠りが浅い「浅眠」、ぐっすり眠ることができないという「熟眠困難」、寝つきの悪さ（「入眠困難」）、何度も目が覚めてしまうという「中途覚醒」、そして早朝覚醒といった症状があり、多くの場合は、これらが複合的にみられます。
　ただ漠然と睡眠障害のある・なしを確認するのではなく、このようなパターンを合わせて確認しておくと、後で治療薬物を選択する際の参考となります。

食欲不振

　初期から生じ得る症状です。患者さんは、「食欲がない」、「空

腹を感じない」、「味がしない」、「おいしいと感じない」、「義務的に食べている」などと言い、さらに悪化すると食事量が顕著に減り体重が減少します。

第 1 章

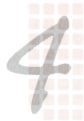

知っておくべき
その他の症状

Point

- うつ病エピソードの一般症状（診断基準）には掲げられていないが、重要とされている症状を知り、その意味を理解する
- 身体化症状は、精神科以外の診療科でうつ病を発見し、診断するうえで重要な目印となる

一般症状以外の重要な症状

　便宜上、一般症状のなかにはリストされてはいないものの、診断をするうえで一般症状と同程度の重要性をもつ症状が他にもいくつかあります。本項ではそれをみていきます。

身体化症状

　うつ病では、表にあるような、さまざまな身体的な症状が表れ、多くの場合、患者さんはこれらの症状を主訴として内科や婦人科、整形外科、耳鼻科、脳外科、総合診療科などを訪れます。「身体化」、「身体的」というのは、つまり、これらの症状により各診療科で検査を実施してもらっても、これらの症状に該当する検査異常が見つからないということです。しかし、症状が軽快しないので受診をくり返すうちに、そのうちの一部の患者さんは精神科に紹介されて受診してくる場合もあります。

表　うつ病にみられる多彩なからだの症状

- 頭痛・頭重・後頸部痛
- めまい
- 耳鳴・耳閉感
- 口渇
- 易疲労・全身倦怠感
- 食思不振
- 体重減少
- 便秘
- 性欲減退
- 頻尿
- 肩こり
- 胸苦・動悸
- 発汗過多
- 味覚異常
- 睡眠障害
- 下痢

日内変動

　典型的なうつ病患者さんでは、1日のうちに症状の変動が認められます。一般的には、朝のうちが症状が顕著で、夕方にかけてやや改善する傾向があります。患者さんは、朝起きた時が最も辛く感じると言います。一方で、夕方から夜間にかけて状態が不安定になる方もあります。夜間の不眠が辛くて夜が辛いという患者さんもあります。
　このような日内変動も、さらに症状の悪化が進むと変動傾向が消え、終日、具合が悪いと感じられるようになります。

念慮、妄想

　妄想というと、統合失調症の症状だと思われているかもしれませんが、うつ病でも妄想がみられることがあります。妄想の手前の症状のことを「念慮」と言います。
　うつ病でしばしばみられるのは、「自分のことが噂されている（見られている）」という関係念慮・妄想、「このまま破産してしまう」とか、「お金が無くなってしまう」という貧困念慮・妄想、「自分はこのまま消えて無くなってしまう」という微小念慮・妄想などです。もちろん、病気により休職をすると、その期間によっては給与が支払われなくなるなど、患者さんは経済的な苦境に陥る

こともあります。その患者さんの置かれた状況をよく見ながら症状を精査する必要がありますが、すべて患者さんの言うことを鵜呑みにすると、うつ病の症状を過小評価してしまうことにもなりかねません。また、逆にうつ病の妄想だと思っていたものが、統合失調症などの精神病性障害の妄想であったりすることも稀にあります。

精神運動抑制、制止

　活力の減退が進むと、精神的に、また身体・行動面に何か強く抑えられたような状態となり、その結果、著しく口数が減り、コミュニケーションが少なくなったり、外出をほとんどしなくなったり、あるいは家で終日、横になって過ごすような状態に陥ります。このように精神も運動も抑制された状態のことを、精神運動抑制と言います。これがさらに悪化し、動きが止まったようになったり、黙してほとんど話をしなくなった状態になると、これを精神運動制止と呼びます。

昏迷

　制止とほぼ同じ症状ですが、あらゆる症状の行きつくところが、

この昏迷です。抑うつ症状が悪化すると患者さんの心の内側が混乱の極致となり、進退窮まった状態となります。そしてこれが続き、心の感覚が麻痺したようになり、まさに手も足も出なくなってしまうと外面上は心も身体も固まってしまったかのような状態になりますが、これが昏迷状態です。患者さんの機能は停止したようになり、外側からはコミュニケーションが全くとれず、患者さんは飲水や食事もできず、自らの力でトイレに行くこともできなくなってしまいます。これを放置すると疲弊、衰弱し、死に至ることもあります。

第 1 章

5 うつ病のスクリーニング

> **Point**
> - うつ病のスクリーニングを行うことで、うつ病の早期発見が可能となり、また罹患者の見落としのリスクを減らすことができる
> - スクリーニング陽性者＝うつ病罹患者ではない。陽性者にはより詳しい診察を行い、臨床診断を行う必要がある

うつ病のスクリーニング

　うつ病に罹患した人に早期に介入するために、さまざまなスクリーニング・ツールが開発されています。一般の健康診断や、特定の健康診断、あるいはクリニックの初診の患者さんや、待合で

待っている再来患者さんに自記式質問紙を使ってスクリーニングを行うことでうつ病の早期発見が可能になるでしょうし、また見落としの危険を小さくすることができます。

スクリーニング・ツールの種類

　現実的に、プライマリ・ケアの現場で簡便に使用できるものとしては、PHQ-2や、PHQ-9などの自記式質問紙があります。PHQ-2とPHQ-9を表1, 2に示しました。

　PHQ-2は、その名のとおりたった2つの項目だけを尋ねるものですが、これは第1章2．うつ病の診断（診断基準）で取り扱ったうつ病エピソードの主要2項目と同一であり、PHQ-2の感度、特異度は比較的高いことが知られています。これが2項目ともに「はい」の場合には抑うつ状態、ないしはうつ病を疑い、詳しい診察を行うか、あるいは、やはりうつ病の診断基準に準拠し作成されたPHQ-9による2次スクリーニングに進むとよいでしょう。

表1　PHQ-2(Patient Health Questionnaire-2) 日本語版 (2013 NCNP版)

この2週間、次のような問題に悩まされていますか？

A1	物事に対してほとんど興味がない、または楽しめない	はい　いいえ
A2	気分が落ち込む、憂うつになる、または絶望的な気持ちになる	はい　いいえ

表2　PHQ-9(Patient Health Questionnaire-9)日本語版(2013 NCNP版)

	この2週間、次のような問題にどのくらい頻繁（ひんぱん）に悩まされていますか？	全くない	数日	半分以上	ほとんど毎日
A	物事に対してほとんど興味がない、または楽しめない	□	□	□	□
B	気分が落ち込む、憂うつになる、または絶望的な気持ちになる	□	□	□	□
C	寝付きが悪い、途中で目がさめる、または逆に眠り過ぎる	□	□	□	□
D	疲れた感じがする、または気力がない	□	□	□	□
E	あまり食欲がない、または食べ過ぎる	□	□	□	□
F	自分はダメな人間だ、人生の敗北者だと気に病む、または自分自身あるいは家族に申し訳がないと感じる	□	□	□	□
G	新聞を読む、またはテレビを見ることなどに集中することが難しい	□	□	□	□
H	他人が気づくぐらいに動きや話し方が遅くなる、あるいは反対に、そわそわしたり、落ちつかず、ふだんよりも動き回ることがある	□	□	□	□
I	死んだ方がましだ、あるいは自分を何らかの方法で傷つけようと思ったことがある	□	□	□	□

あなたが、いずれかの問題に1つでもチェックしているなら、それらの問題によって仕事をしたり、家事をしたり、他の人と仲良くやっていくことがどのくらい困難になっていますか？

全く困難でない	やや困難	困難	極端に困難
□	□	□	□

　PHQ-9は、9つの質問項目のうち5つ以上が「半分以上」か「ほとんど毎日」に該当し、そのうち1つが（A）か（B）である

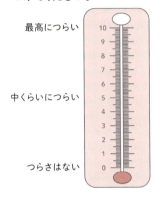
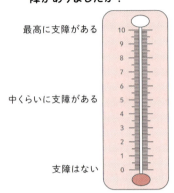

図　つらさと支障の寒暖計
国立がん研究センター精神腫瘍学グループ（http://plaza.umin.ac.jp/~pcpkg/dit/dit.pdf）より引用

場合には大うつ病性障害を疑うこととなります。

　このほか、より心理的に、視覚的に患者さんが使いやすいものとして、国立がん研究センター精神腫瘍学グループが開発した、つらさと支障の寒暖計があります（図）。これは、がん患者さんのうつ病、もしくは適応障害をスクリーニングするためのもので、つらさが4以上で支障が3以上だとうつ病、もしくは適応障害が疑われます。これは、特に身体疾患で入院中の患者さんについて実施するのに適したスクリーニング・ツールだといえます。

　このほかによく知られているものとして、ベック抑うつ質問票（BDI-Ⅱ）、うつ病自己評価尺度（SDS）などがあります。

スクリーニング・ツールを使用する際の注意点

　スクリーニング・ツールは、あくまでも、簡便に、まずは広く網掛けをするために実施されるものであり、たとえスクリーニングで陽性となった場合であっても、それでうつ病が確定診断されるというものではありません。「陽性」の意味するところは、うつ病などの精神疾患を有する可能性がより高いということであり、さらにしっかりとした医師の診察と診断、見立てが必要となります。

第1章

6 うつ病をみつけ出すこつ

Point
- うつ病の早期診断のこつのひとつは"疑ってかかること"である
- 臨床医としての患者さんに対する率直な違和感やいつもと異なる印象は、早期診断の端緒となる

うつ病を見つけ出すには

　うつ病診療で大事なことは、何と言っても他の病気と同様、早期発見、早期治療です。第1章2.でうつ病の診断基準は示しましたが、患者さんははじめから型にはまったうつ病症状で目の前に登場するわけではありませんし、医師側も、いつでもスクリーニ

ングを実施できる状況にあるわけではないでしょう。しかし、診療科を問わず、精神科以外のプライマリ・ケアにおいて、少なからずうつ病患者さんが潜在していることが知られています。それでは、どのようにそういった患者さんを見つけ出せばよいのでしょうか。

まずは疑ってかかること

1つ目のポイントは、「自分が診る患者さんのなかに、うつ病患者がいるはず」、そして、「患者さんはもしかしたらメンタルヘルス不調を抱えている」とはじめから疑ってかかることです。これは決してやりすぎというものでもありません。うつ病の有病率はそれほど高いものなのです。最近実施された国内の調査では、12カ月有病率は2.2％で、生涯有病率は7.5％というデータが示されています。患者さんが身体の病気を抱えていれば、健常者よりもストレス負荷が高いと考えるのがふつうですから、さらにかかりつけ医におけるうつ病患者さんの割合は高い可能性があります。

可能性を広くとって問診を

端（はな）からうつ病を疑い、かつ、実際に患者さんへの問診

時には、うつ病の診断基準、あるいはその他の重要な症状があるのではないかとかかってみて問診を行います。ポイントは、常に可能性を少し広めにとることです。うつ病患者さんは、うつ病症状が悪化するにしたがって、医療を受けたり助けを求めたりする能力が低下していきます。ある時、ある場所での医師との出会いが、うつ病発見のための一期一会の機会になる可能性があるので、患者さんの抑うつ症状やメンタルヘルス不調を見逃すことがないように診察を進めてください。それが、ひいてはうつ病による自殺を低減させるきっかけともなるのです。

患者さんの生活の様子、言動から得られるヒント

　うつ病患者さんは、必ずしも教科書に書いてあるような典型的な症状をみせたり、訴え方をするわけではありません。また、病状が悪化すると、自分自身のことを表現する能力も低下してしまい、思うように経過情報を聞き取ることができないかもしれません。そこで、うつ病を疑う際のヒントとなるのは、「患者さんから受ける率直な印象」、「首をかしげてしまうような話」、再診の患者さんの場合には、「いつもと違う様子」、そして、精神科以外の診療科からみた場合の「医学的に説明のつかない症状と経過」です。診療では、このような簡単な疑いポイントをもっていることが大事です。

　例えば「率直な印象」については、患者さんに明らかな疲労や

疲弊状態、元気のない様子がみられたら、その時は、うつ病である可能性を考えます。「首をかしげる」というのは、例えば「かなり疲れているはずなのに、夜眠れない」という患者さんの説明や、コミュニケーションにおける患者さんの反応性の乏しさなどです。「いつもと違う様子」というのは、再診時にみられる身だしなみや歩き方、仕草、あいさつの交換、表情や受け答え、などです。他に、精神疾患の諸症状は、現在の検査法では説明のつかないものが多く、広義の内科的・外科的検査で説明のつかない症状がみられたり、遷延化している場合には、精神疾患を疑うべきです。ヒントとなる患者さんの言動、状況を表に示しました。かかりつけの患者さんであれば、このような変化はわかりやすいはずです。

表　うつ病を疑う兆候

- 身体の不調が長く続いている
- 元気がない
- 長く考え込んでいる
- ふさぎ込む様子
- 喜怒哀楽がみられない・表情がない
- 自然と涙が出る
- 外にあまり出ていない
- 人に会おうとしない
- 身だしなみが乱れている
- 食欲が低下している
- 体重が著増したり著減したりしている
- 生活パターンが変化（寝るのが遅い、朝が起きられない、昼夜逆転）している
- 酒量が増えている
- 悲観的・否定的な言い方をする
- 「死んでしまいたい」、「いなくなってしまいたい」、「目が覚めなければよい」などの発言

第1章

7 うつ病の経過

Point
- うつ病の経過を、過剰ストレス期、急性期、回復期、再適応期、そして軽快・寛解期に分けると、経過と治療的介入の流れを理解しやすい
- うつ病の早期発見と早期介入が、病期の短縮、すみやかな回復と社会復帰につながる

うつ病の経過

　一般的なうつ病の経過図を、図に示しました。「過剰ストレス期」は、うつ病になる前の準備期です。前駆症状として、気分の変動やうつ病の身体化症状が消長する時期です。まだ通常、誰もが経験する気分の落ち込みや不安感の延長線上にいる状況です。

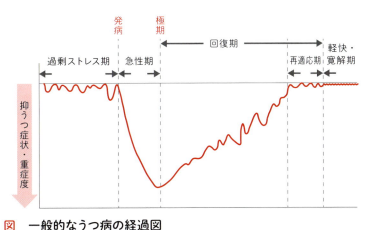

図　一般的なうつ病の経過図

　しかし、これが慢性的に続くことで、発病し、急速にうつ病の症状が完成していきます（「急性期」）。

　うつ病は、どこかで治療的介入が行われると、病状は回復に向かいますが（「回復期」）、たとえ治療がなされたとしても、回復期には、急性期と同じか、あるいはほとんどの場合それ以上の時間を要します。また、回復期は、"三寒四温"と同じといわれるように、一進一退を細かくくり返しながら快方へと向かっていきます。そして再び日常生活や仕事、学業へと適応できるところまで回復します（「再適応期」）。

　この、「過剰ストレス期」、「急性期」、「回復期」、そして「再適応期」の継続期間やそれに要する時間は、個人個人の置かれた環境やパーソナリティ、重症度、治療反応性などにより非常に多様です。

経過から読み取れること

　経過図は、すなわちその患者さんへの治療やケアを考えるうえで示唆的です。例えば、「過剰ストレス期」に、ストレスの軽減やストレス対処がなされることで発病を抑えることができれば、その後の長いうつ病罹病期間を経験しないで済みます。極期までいかずに治療的介入がなされれば、「抑うつ症状・重症度」の悪化から回復に向かうカーブは小さくなり、より短期間で軽快・寛解に至るということになります。「再適応期」は「過剰ストレス期」に近い状態で、ここで環境の調整を図り、回復の地固めをしなければまた増悪の方向に行ってしまうこととなります。

第 2 章

治　療

第2章

1 うつ病の標準的治療

Point
- うつ病治療には、精神療法、薬物療法、リハビリテーション、そして再発予防の4つの基本要素がある
- 治療には多様性があり、いくつもの段取りがある。これらを履行することで着実に患者さんを改善に導くことができる
- 自分の外来で治療を完結することができなくても、治療の段取りを理解することで、患者さんが適切な精神科医療を受療できるようにコーディネートすることができる

うつ病の治療の基本要素

うつ病の治療は、大きく次の4つの要素に分けられます。

ⅰ）精神療法
ⅱ）薬物療法
ⅲ）リハビリテーション
ⅳ）再発予防

　患者さんの経過、症候、そして周囲の環境などに合わせてこれらをバランスよく組み合わせ、患者さんの個別性に配慮してケース・マネージメントをしていくことが、治療のポイントです。ⅰ）〜ⅳ）それぞれについては別の項で詳しく述べます。

うつ病治療の流れ

　基本要素をふまえたうえで、標準的な治療の流れを以下に示します。これは、初診で来た患者さんの診察を行い、うつ病の診断がなされた後の流れとなりますが、おおよそ時系列で並んでいます。ⅰ）〜ⅶ）のほとんどを初診時から実施します。

ⅰ）病気の告知と心理教育
ⅱ）休養の指示
ⅲ）人生にかかわる重要な決定をしないことの指示
ⅳ）自殺予防の措置
ⅴ）環境調整（家庭・学業・職場など）
ⅵ）抗うつ薬・睡眠薬などの投与

vii）先の経過・見込みの説明
viii）一般精神療法・認知行動療法の継続実施
ix）身体療法（重症の場合や薬物が使用できない場合など）
ｘ）リハビリテーション
xi）社会復帰のためのサポート・調整
xii）再発予防のための心理教育・精神療法・薬物療法・助言など

　ⅰ）に「心理教育」という言葉が出てきます。これは、精神科以外の診療科で言うところの疾病教育に近い概念です。実はⅰ）の病気の告知からⅳ）、ⅶ）は本来は心理教育に含まれますが、治療の内容をわかりやすく示すためにあえてまとめずに提示しました。心理教育については、第2章3.精神療法で詳しく述べます。
　このように、精神科で実施されるうつ病治療には、多くの段取りと多様な内容が含まれています。精神科以外の診療科の医師の場合、重症のうつ病患者さんの治療にあたることはまずないでしょうし、また、そうすべきではないのですが、たとえ軽症のうつ病患者さんの治療にあたる場合でも、上記の流れに準じて治療をしていくことが必要です。逆の言い方をすれば、精神科以外の医師の場合には、これを実施できる技術をもつことでうつ病の診療にあたることができるとも言えます。また、たとえ自分の外来で治療を完結できないとしても、患者さんが上記の治療の流れ、段取りに乗ることができるように患者さんをコーディネートすることが求められます。
　次項からは、その内容について、少し詳しく具体的に解説します。

第 2 章　治療

Column
うつ病患者さんを励ましてはいけないのか？

　うつ病患者さんを「励ましてはいけない」とよく言われますが、それは本当なのでしょうか。概ねそうですが、部分的にはＮＯです。

　うつ病患者さんは、脳の機能障害により、あらゆる能力が低下してしまうため、気力だけではどうにもならず、頑張ろうと思ってもどうにもならない状態にあります。だから、いたずらに患者さんを励ますということは、どうしても起き上がることができない馬に鞭を打つことと同じであり、患者さんを痛めつけることにはなっても助けることにはなりません。

　一方で、脳機能障害が回復し明らかに症状が軽快したのにもかかわらず、その後の社会復帰が進まないような事例については、状況に応じて励ますこともあるにはあります。「病気が良くなっているのに、発病前のパーソナリティの弱点をそのままにしてあらぬ方向にばかり注意や関心を向けているような場合」や、同じく「症状は軽快しているのに、動機付けや目的意識が不明確になってしまい、社会復帰過程に順調に乗ることができていない場合」などは、医療者による指摘や助言、励ましなどがあった方がよいでしょう。うつ病治療というのは、必ずしも患者さんを真綿でくるんで大事に大事にすればよいというものでもありません。

第 2 章

治療が必要か どうかの判断、 治療のタイミング

Point

- うつ病治療の必要性は、うつ病の診断に合致するかどうかで原則的には決まるが、たとえ合致しなくても、経過を見越してうつ病治療を開始する場合もある
- 治療を実施すると決断したら、治療開始は早ければ早いほどよい。治療開始を遅らせると、病状が複雑化していくおそれがある

治療が必要かどうかの判断

　まず、抑うつ状態の患者さんを目の前にして、うつ病の治療をするのかしないのかを決めなくてはなりませんが、それを決める因子は、当然のことながら、患者さんの病状がうつ病の診断基準

に合致するかどうかというところです。ここで気をつけなければならないのは、うつ病の診断は、ほぼ患者さんの陳述によってのみ可能だということです。内科疾患や眼科疾患のように、うつ病の確定診断は検査所見で決まることはありません。診断は、医師がどれくらい経過と症状に関する情報を患者さんから読み取り、聴き取ることができるかというところにかかっています。わかりやすい言い方をすると、患者さんとのコミュニケーションの能力に秀でた医師ほど、うつ病診断の感度がよいということになります。

　また、実際には、診断基準に症状が1つ足りないから治療をしないというものでもありません。例えば、診断基準に合致しないとしても、経過をみると徐々に症状が悪化していて、ケアを導入しなければ、ただただ悪くなっていくと考えられる場合には、治療を前倒しで開始するということもあります。

治療開始のタイミングを どのように考えればよいのか

　治療実施を決めたら、開始は早いに越したことはありません。あらゆる疾病がそうであるように、精神疾患も、経過が長くなればなるほど、さまざまな事柄が病状に影響し、病状を修飾し、病態が複雑化します。たとえば、うつ病に罹患している時間が長ければ長いほど、仕事や学業が思うようにならない期間も長くなり、社会生活上の支障が大きくなります。減給となれば経済的な問題

も生じますし、受験期にさしかかれば、将来の展望にも影響が出ます。このような支障が加わることで、患者さんの心理面に大きな負荷がかかり、ストレスが持続的、慢性的に続くことで、患者さんは無力感に囚われ、希望を失っていくことになります。患者さんによっては、人間関係を大きく損なうことになったり、解雇されたり、あるいは離婚を余儀なくされたりということもあります。そうなると、さらに患者さんを取り巻く状況は悪化していきます。つまり、うつ病の病態以上に患者さんの心理（病理）や病状は複雑化、深化し、そして簡単に治すことのできない状態へと進んでいってしまいます。

　すでに病状がかなり複雑化してしまっている患者さんについても、複雑化のプロセスを止めるための楔を打ち込まなければならないので、やはり治療開始のタイミングは早ければ早いほどよいということになります。うつ病治療を実施する医師の責任は、患者さんの予後を考えると非常に重大です。

第 2 章

3

精神療法

Point
- 精神療法はうつ病治療の根幹をなす治療法である
- 精神療法は、心理教育と一般精神療法、そして認知行動療法とに分類される
- 心理教育は疾病に関する説明、一般精神療法は受容・共感・支持・承認を基盤とした傾聴と助言、そして認知行動療法は患者さんの偏りがちな思考へのアプローチがそれぞれ中心となるが、実際の治療では、これらの精神療法を切れ目なく臨機応変に組み合わせながら実施する

精神療法とは

精神療法とは、ことばで疾病を治療する方法のことであり、精

神疾患の種類と重症度によっては、精神療法のみを用いて治療が可能な場合もあります。

　精神疾患に罹患すると、結果的に脳機能に障害をきたします。その結果、健常な時と異なり、ものの見方、感じ方、考え方、感情の表れ方などが偏り、その結果、不適切なコミュニケーションや行動が生じます。あるいは、健常な時と比べて、その人の能力の一部、あるいは全体が低下してしまい、社会生活に支障をきたします。

　人の脳は機械ではないので、油を注したり（薬物投与）、分解・修理（手術）をするだけでは治りませんし、精神疾患の治療に手術を施すことは現時点では不可能です。したがって、精神療法は、昔も今も、精神科治療で最も重要な治療ツールです。

精神療法の種類

　実際に精神療法を実施するときにはさまざまな方法を組み合わせて実施しますが、今日汎用されている精神療法を便宜的に分けると、ほぼ3つに分類することができます。

　ⅰ）心理教育
　ⅱ）一般精神療法
　ⅲ）認知行動療法

実は一般精神療法という精神療法の技法はありません。本書では、特殊で専門性の高い精神療法以外のものを指します。他書などで支持的精神療法と言われるものとほぼ同じものと考えてください。特に本書では、精神科以外の診療科の医師に対する精神療法の基本伝授という意味合いからこの用語を使います。

心理教育

心理教育というのは、精神科以外の診療科で言うところの疾病教育に似ていますが、特に患者さんの心理的、精神病理的な面に配慮をして行うことから「心理」教育と言われます。心理教育に含まれるのは、実際には、うつ病の診断告知と、病態説明、休養の指示、治療法と代替治療法の説明、経過見込みと療養の仕方の説明、そして自殺予防の措置などで、共用意思決定をも含みます。

さらに、心理教育は、患者さんが回復しつつある時のリハビリテーションや、社会復帰の準備、そして回復後の再発予防など、経過の節目節目に、目的をもってくり返し実施します。

一般精神療法

受容、傾聴、共感と支持、承認、そして助言を骨格に実施され

ます。受容は、いったん、患者さんの状況をすべて受け留めることを意味します。傾聴は、批判、批評、叱責を交えることなく患者さんの言葉に耳を傾けることを意味します。支持・承認は、悲観的で否定的な思考に傾きがちな患者さんに対して、これまでの患者さんの人生や生き方をいったんは肯定、承認することを意味します。

これらの基本的態度をもって患者さんに接し、そのうえで、病気によって偏った患者さんの発想や思考過程に対して、時間をかけて修正を試みながら現実的な助言を行います。

認知行動療法

うつ病の患者さんには、特徴的な認知のパターンがあり、それが発病や再発につながり、また回復をも妨げます。たとえば、うつ病の患者さんは、根拠がなくてもネガティブな結論を引き出したり、どうしても物事のネガティブな側面に気持ちが向いたり、そのために自分の行動を制限してしまい逆効果になってしまったり、また全か無かの思考に陥りがちだったりします。認知行動療法とは、そのような患者さんのパターンの修正を目的とした精神療法の一種です。

認知行動療法は、正式には専門家による構造的な面接セッションにより行われますが、通常の外来でも、そのエッセンスを活用した「認知行動療法的な精神療法アプローチ」が可能です。患者

さんとの間に信頼関係を構築した後に、患者さんが陥りがちな思考法について説明を行い、その修正が可能であることとその効用を説明します。そして日常生活における患者さんの思考法の偏りやそこから生じる気持ちのありようや、行動のありようについて話し合い、患者さんの陥りがちな思考・感情・行動パターンを同定し、対応法を話し合います。目指すのは、かちんこちんの従来パターンから、社会生活上より適応的なパターンへの修正です。

Column

カウンセリングをしてもらっていない

　よく、"精神科でカウンセリングを十分してもらえなかった"という不満を聞きますが、まったく患者さんとコミュニケーションをとらない自称精神科医は別として、ほとんどの精神科医自身は、カウンセリングをした、しなかったというのはともかくとして、自分が精神療法をしていないとは思っていないはずです。

　ところで、カウンセリングというのは、「相談援助」を意味することばで、相談をもちかける方を「クライエント」、相談援助を行う方は「カウンセラー」と言い、そもそも精神療法を意味することばではありません。相談援助を、医学の専門家が行えば、それは医学的なカウンセリングになります。これは、皮膚科の医師がお肌のケアに関するカウンセリングをすることもあるでしょう。しかし、日本人は「カウンセリング」というと、精神分析のようなものをイメージする人が多いようです。そして、精神科の治療を受けるということは、"精神分析により、こんがらがった糸を巧みに解きほぐしていくようなもの"だと思っている人が多いようです。

　しかし、精神科で行うのは相談援助ではなく、もっぱら治療であり、治療対象は健常者ではなく病者（患者）です。病気で脳の機能が障害を受け低下してしまった人に対して（急性期の患者さんに）しょっぱなから精神分析を行うことは精神科ではまずしませんし、してはいけないことです。なぜなら力を失ってしまった脳に対して、高い思考力を要求するような精神分析をすれば、患者さんは混乱してしまい、さらに病状が悪化してしまうからです。精神科で行うのは、カウンセリングではなく「精神療法」であり、これに薬物療法やリハビリテーションなどを組み合わせて治療を行います。リハビリテーションは、急性期から行います。

　このように、「精神科の治療」＝「カウンセリング」＝「精神療法」ではありません。また、「精神科で話を聴いてもらったら」と言って精神科を紹介する内科医や婦人科医などもいますが、それも適切だとは言えません。精神科医は必ず傾聴に努めますが、お話を聴いただけで病気が治ってしまうほど、病気の治療は簡単なものではありません。

第 2 章

薬物治療

薬物治療、その前に

> **Point**
> - 抗うつ薬を使用する前に、十分な問診と診察による患者さんの理解と鑑別診断が必須である
> - 抗うつ薬の投与のみの単純な治療はうつ病治療ではあり得ない。心理教育と精神療法を行うことが必須である
> - 中等症以上のうつ病では、抗うつ薬による治療が必要となる

- 初診時には、脳器質性因子や内分泌学的要因、物質誘発性の有無などを確認し評価する必要がある

● 基本は心理教育や支持的精神療法

　うつ病の治療において、薬物治療は重要な柱のひとつです。軽症うつ病に限っては、抗うつ薬はプラセボと同等の効果しかないというデータと、やはり抗うつ薬は有効というデータの両方があります。日本うつ病学会治療ガイドライン（2013）[1]では、軽症うつ病では心理教育と支持的な精神療法を行うことを基本とし、その基礎的介入なしに安易に薬物療法を行うことは厳に慎まなければならないとされています。しかし、中等症以上のうつ病における抗うつ薬の有効性は確かです。うつ病と診断したなら、心理教育と精神療法を行い、患者さんの重症度に合わせて薬物治療の開始を検討します。実際の臨床では、軽症か中等症かの線引きは困難な場合も多く、診察室で軽症とみえても重い症状が隠れていることもありますので、初診時からの投与は慎重に行い、心理教育や精神療法と、それらによる環境調整の結果を見極めてから投与を決定してもよいでしょう。

● 抗うつ薬の種類

　抗うつ薬が登場する以前は、電気けいれん療法や持続睡眠療法などが行われてきましたが、1950年代に三環系抗うつ薬が開発されて以来、うつ病の治療は大きく変化し、抗うつ薬はうつ病の治療に必要不可欠なものとなりました。現在では、三環系抗うつ薬のほかに、四環系抗うつ薬、選択的セロトニン再取り込み阻害薬

(selective serotonin reuptake inhibitor：SSRI)、セロトニン・ノルアドレナリン再取り込み阻害薬（serotonin and noradrenaline reuptake inhibitor：SNRI)、ノルアドレナリン作動性・特異的セロトニン作動性抗うつ薬（noradrenergic and specific serotonergic antidepressant：NaSSA）など、抗うつ薬の種類が増え、それぞれの効果や副作用、安全性など、さまざまな知見が蓄積されており、抗うつ薬治療は進歩しています。

● うつ病を疑い、うつ病と思いこまない

　前述のようにさまざまな抗うつ薬がありますが、治療がうまくいくかどうかは、診断（見立て）が適切であるかどうかというところにかかっています。患者さんは症状や困っている事柄を訴えますが、医師はうつ病を疑うことが大切である一方で、うつ病と思いこまないようにすることも大切です。まずは、脳器質性因子や内分泌学的な要因、物質誘発性の有無（アルコールや薬物）を把握し、鑑別診断を行うことが必須です。そのために身体的診察（特に神経学的診察）や血液検査、生活歴、嗜好や嗜癖、既往歴などの十分な聴取が必要です。知能水準や精神発達の偏りも考えねばなりません。また、単極性うつ病なのか、実は双極性障害の抑うつ状態なのか、外的な環境要因がどれほど強いのか、本人の性格傾向と対処行動のパターンがどの程度関与しているのかなどを評価する必要があります。そのためには、現病歴はもちろん、これまでの生活背景や病前性格、社会への適応性などの聴取が非常に重要となります。そのため、通常は初診の診察は相応の時間を要すると思います（30分以上はかかることが普通です）。これ

らによって、本人が十分理解されたと安心を得るとともに、うつ病治療の方向性がみえてきます。逆にこれらなくしてうつ病の診療に携わることは危険です。

うつ病の薬物治療をはじめるにあたっては、ただ処方箋を書けばよいのではありません。たった1錠の薬を出す際にも、十分な問診により症状の評価、そして薬効や副作用の説明をはじめとする患者さんとの対話が肝要であり、これが治療を成功へと導くのです。

薬物治療の開始にあたって留意すること

Point
- 抗うつ薬開始の際には効果や副作用について十分なインフォームド・コンセントを行うことが必要である
- 抗うつ薬投与によりアクチベーションが生じて治療を困難にする場合がある
- 抗不安薬や睡眠薬の併用は有用なことも多いが、その弊害については常に留意し、必要最小限の薬物治療を心掛ける

● **アクチベーションはこわい**

くり返しますが、薬物投与だけのうつ病治療というものはあり

表1　アクチベーション症候群

- 不安
- 焦燥
- パニック発作
- 不眠
- 易刺激性
- 敵意
- 攻撃性
- 衝動性
- アカシジア
- 軽躁
- 躁

文献2より引用

　得ません。患者さんの話を十分聴かずに投薬することはアセスメントを誤ることにもつながり、時には抗うつ薬による副作用であるアクチベーション（抗うつ薬投与によりいらつきや不安の増大、攻撃性や衝動性の亢進などが生じること）が生じて治療を困難にする場合もあります（表1）。特に若年者では、安易に投与された抗うつ薬によって衝動性が増し、人間関係が悪化し自傷をくり返すなど、かえって薬物治療がよからぬアウトカムにつながり、治療をしない方がよかったのではないかと思われるようなケースもあるでしょう。

　患者さんが抑うつ状態に至った背景や経過を十分聴き、そのうえできちんとアセスメントを行い、うつ病と診断したならば、本書の第2章3に書かれているようなていねいな心理教育を行ったうえで、薬物治療が開始されなければなりません。

● **処方箋だけ渡すのではなく医師からの説明が大事**

　さらに、薬物治療、特に抗うつ薬の開始の際に留意すべきことを解説します。

　まず、うつ病は抗うつ薬によって回復することを説明する必要があります。患者さんとしては、特にはじめてのうつ病体験である場合、自分がこれからどうなってしまうのだろうと困惑していることも多いので、治療や予後について明確に伝えることが望まれます。「よく今まで頑張ってきましたね。今はまだお辛いと思いますが、治療すると今よりも楽になると思います」、「治療によって回復しますよ」など、改善の見込みがあることをお話しします。もちろんそのように話した以上、責任をもって診療していくというこちら側の覚悟も必要です。

　一方で、抗うつ薬の選択が合っている場合でも、効果発現までには少なくとも通常1～2週間はかかります。患者さんによっては、薬というと鎮痛薬のようなイメージをもっていて、即効性を期待している場合があります。ですから、うつ病治療においては、ゆっくりと回復していくイメージをもってもらう必要があります。

　また、投薬開始直後に副作用が生じやすいことにも触れておきますが、その際は、比較的早期に副作用が軽減することが多いので、自制内であれば、服薬を継続してほしいと説明しておくことも大切です。「お薬が効いてくるまでには少し時間がかかるので、しばらく続けていただくことが必要です。人によっては最初のうち吐き気などの副作用が出ることがありますが、飲んでいるうちになくなってきますので、なるべく続けてください。吐いてしまうなどあまりにそれがひどい場合はいったんやめても構いません

が、できればその際にはご連絡ください」など、お話ししておきます。ここで重要になってくるのは、患者さんとの信頼関係とも言えます。信頼関係が築かれていないと、軽微な副作用や違和感でも服薬が中断されてしまい、改善のひとつのチャンスを失うことになりかねません。一方で、副作用が実際に顕著な場合には、いったん減薬し、経過を観察してもよいでしょう。なお、薬物反応性には個人差があり、通常量より少量でも有効性を示す患者さんもいます。

● 抗不安薬や睡眠薬の留意点

　抗うつ薬以外に、抗不安薬や睡眠薬を併用することがあります。ベンゾジアゼピン受容体作動薬は、治療初期に関しては抗うつ薬への併用が抗うつ薬単独よりも治療効果を高くすることがあることや、治療脱落率を低くすることも示されています[1]。不安、不眠などには即効性もあるため、患者さんは治療による改善の実感をもちやすく、精神科治療を肯定的にとらえることにもつながります。しかし弊害も多く気をつけなければなりません。特に高齢者においては、呼吸抑制や筋弛緩作用による転倒、せん妄の出現などに十分な注意が必要です。また、漫然とした投与により、過鎮静、意識障害、脱抑制による衝動性亢進、乱用や依存などが生じることも少なくありません。原則として、抗不安薬は1種類、睡眠薬も1種類にとどめておくことにし、多剤併用は行わない、できるだけ短期間の使用にとどめるということが必要です。精神科以外のプライマリ・ケア医が治療する際、もし原則以上に投与を検討するような状況となるのであれば、薬の量を増やさないで専門医に紹介した方がよいでしょう。

抗うつ薬投与の開始

Point
- 最近のガイドラインは、第1選択として新規抗うつ薬を推奨している
- 一剤を用いて効果不十分な場合は、漸増し、十分量投与する。安易に他の薬剤を追加しない
- 緑内障や前立腺肥大などの身体合併症の有無や、薬物相互作用に注意をする

● いよいよ？ようやく？投薬開始

　ここまで説明すると、ようやく抗うつ薬投与に到達したという感覚かと思いますが、その感覚が大切です。いよいよ抗うつ薬による治療を開始することにしたら、次に抗うつ薬を選択することになります。抗うつ薬には表2に示したように、三環系抗うつ薬、四環系抗うつ薬、SSRI、SNRI、NaSSAなどがあります。

● 新規抗うつ薬の優劣はつけ難い

　最近のガイドラインや研究などからは、SSRI、SNRI、NaSSAなどのいわゆる新規抗うつ薬を第1選択薬として使用することが推奨されています。抗うつ薬の各論的事項については後述しますが、新規抗うつ薬の有効率についての優劣はつけ難く、製薬会社が自社の抗うつ薬を選んでもらおうとさまざまな特徴を示し提案

表2 抗うつ薬の種類

区分	一般名	商品名	用量（mg/日）
三環系抗うつ薬	イミプラミン アミトリプチリン トリミプラミン クロミプラミン ロフェプラミン ドスレピン ノルトリプチリン アモキサピン	トフラニール®、イミドール® トリプタノール スルモンチール® アナフラニール® アンプリット® プロチアデン® ノリトレン® アモキサン®	25-200（300） 30-150（300） 50-200（300） 50-225 20-150 75-150 30-150 25-300
四環系抗うつ薬	マプロチリン ミアンセリン セチプチリン	ルジオミール® テトラミド® テシプール	30-75 30-60 3-6
トリアゾロピリジン系	トラゾドン	デジレル®、レスリン®	75-200
D_2遮断薬	スルピリド	ドグマチール®	150-300
SSRI	フルボキサミン パロキセチン エスシタロプラム セルトラリン	デプロメール®、ルボックス® パキシル® レクサプロ® ジェイゾロフト®	50-150 10-40 10-20 25-100
SNRI	ミルナシプラン デュロキセチン ベンラファキシン	トレドミン サインバルタ® イフェクサー®	30-100 20-60 75-225
NaSSA	ミルタザピン	リフレックス®、レメロン®	15-45

カッコ内は最大用量

していますが、大雑把に言えばどれを選んでもうつ病そのものには大体同じくらい効くと言えます。

　数多くある抗うつ薬のなかで、どれを第1選択とするべきかについては、結局のところ、抗うつ作用と副作用のバランスを考えて選択します。米国精神医学会ガイドラインでは、第1選択薬は

効果によって決めるよりも、忍容性、副作用、コスト、患者さんの好みなどにより決めるのがよいとしており、日本うつ病学会のガイドラインでも、第1選択薬がどれと明記することはあえて避け、患者さんの臨床特性を考えて決定すべきことを示唆しています。

　ただ、三環系抗うつ薬については、効果において新規抗うつ薬に比べて大きく勝るというデータは乏しいうえに抗コリン作用や循環器系への副作用も生じやすいため、第1選択にはなりにくいと言えます。三環系抗うつ薬は治療指数（致死量/治療量の比）が比較的低く、特にその心毒性により、もし大量服薬した場合には致死的です。しかし一方で、三環系抗うつ薬は現在でもうつ病の薬物療法の標準的な治療薬の1つであり、これまでに重症例を含めて広く使われ薬効評価が十分なされており、薬価も低いことから世界中で処方されています。また、過去に三環系抗うつ薬で治ったという病歴があれば、再発の場合は候補にあがるかもしれません。

● 投与量は初期用量から漸増していく

　投与量についてはそれぞれの薬剤に初期用量が定められていますが、もちろん患者さんの体格や全身状態に合わせて適宜投与量を決めます。ちなみに、大抵の患者さんは薬に対して不安を抱いているもので、その不安をくむことが信頼関係にも役立ちます。場合によっては、薬物に過度の不安を抱いている患者さんに対して、標準的な初期投与量よりもさらに少量から投与することもあります。その場合、「この量は少ないので、まだ効果は出ないと思

いますが、副作用でつらい思いをさせてしまうのは避けたいので少量から始めましょう」とか、「通常量は○mgですが、個人差があるのでこの量から始めてみます」、「あなたは薬に対して敏感なようだから少なめの量で始めてみましょう」などと伝えます。「大丈夫だったら少しずつ増やして通常量にしていった方がよいと思います」など、はじめに話しておきます。効果があればそれでよいし、効果不十分な場合も増量しやすく、副作用も最小限に抑えられます。ここで大切なのは、通常量も伝えておき、特に問題なければ○錠（または1日○mg）まで増やすことを最初に伝えておくことです。増量に慎重すぎると、十分量まで増やさないで薬物の効果が中途半端なまま症状を遷延させる場合も少なくないからです。ここでもやはり大切なのは患者さんとの対話です。

● 効果が不十分な場合は増量、単剤が原則

　最初の抗うつ薬導入は、このように先まで考えて慎重に投与開始するとよいですが、効果が不十分な場合には、副作用に注意しながら選択した薬物を徐々に増量していくことが重要です。効果が不十分な場合、きちんと最高用量まで投与してから、その薬剤の有効性の評価をするべきで、中途半端な量で効果がないからといって次の薬剤に目移りしない方がよいでしょう。大切なのは患者さんの回復です。より一層の症状改善を図ることなく漫然と低用量を続けることは、症状の遷延化を招きます。

● **その他に注意すること**

　その他に、治療開始時には、薬物アレルギーの有無を確認し、併用薬や身体合併症の有無を確認しておく必要があります。緑内障や前立腺肥大の問診は必須です。特に高齢男性に三環系抗うつ薬やSNRIなどを投与する場合、たとえ既往歴上、明らかでない場合でも前立腺肥大の可能性を考慮し注意する必要があります。

　また、現在治療中の身体疾患に対する治療薬の有無の聴取は、薬物相互作用について考えると極めて重要です。たとえばパロキセチンでは、肝代謝酵素であるCYP2D6を強力に阻害するため、抗がん剤のタモキシフェンの効果を減弱させます。

Column 抗うつ薬の増量

　抗うつ薬を増量するときは、「効果が不十分である」という判断と、「副作用があったとしても患者さんが耐えられる（服用が続けられる）範囲である」という判断の両方がなされたときです。前者については、通常でも抗うつ薬の効果が出てくるまでに2週間はかかりますので、あまり性急に効果がないと判断しないよう注意が必要です。一方で慎重すぎては治療が長引くことになります。この辺りは臨床的判断ということになります。

　増量は、漸増することが基本です。多くの添付文書には、増量の仕方も記載されています。たとえば、エスシタロプラム（レクサプロ®）では、「年齢・症状により適宜増減するが、増量は1週間以上の間隔をあけて行う」とあり、デュロキセチン（サインバルタ®）では、「1週間以上の間隔をあけて20 mgずつ増量する」とあります。つまり最低限1週間は間隔をあける必要があります。漸増のペースについては、個別性が高く、一概には言えませんが、少なくとも言えるのは、1日単位のペースではなく1週間単位で考えるということです。

　筆者の場合は、最初は慎重に開始して、効果がみられず副作用がなければ2週ごとくらいに増量を検討し患者さんに提案します。増量中、部分的にでも効果がみられた場合は漸増のペースを緩やかにして経過観察の期間をとるようにしています。また、患者さんは薬物治療に対して肯定的な価値観をもっている人と否定的な価値観をもっている人とさまざまです。どちらが強すぎても治療の障壁になり得ますが、患者さんの薬物治療に対する考え方もくみとり、患者さんと話し合いながら増量することが大切です。たとえエビデンスレベルが高い治療法といっても、こちらの考えを押し付けて治療を続けると、治療の脱落につながることもあるからです。

Column

抗うつ薬の減量

　抗うつ薬を減量するときは、①減量を要する副作用があった場合、②その抗うつ薬は効果が乏しいと判断して他の抗うつ薬に変更する場合、③寛解し治療の終結を目指して減量する場合、の3パターンがあると思います。どの場合でも漸減することが基本ですが、①の場合で重篤な副作用が生じたためであればすみやかに中止します。いずれの場合も漸減する際には、後述する断薬症候群に注意する必要があります。断薬症候群は長期間内服して突然中止した時に最もよく生じますが、漸減の際にも現れることがありますので、緊急の場合を除いて漸減のペースは緩やかであることが望まれます。中止後7〜10日以内に生じますので、少なくとも1〜2週間はあけて漸減する必要があります。

　③の場合、本文中でも記載したように、初発例のうつ病が寛解して4〜9カ月（あるいはそれ以上）は急性期と同用量での維持療法が必要ですが（再発例の場合2年以上の維持療法が必要と推奨されています）、その後は漸減を試みることになります。患者さんとよく相談してその開始のタイミングを決定し慎重に減量しますが、抑うつ症状が悪化した場合には、その減量前の用量にいったん戻すことが多いです。筆者の場合は、患者さんが回復してきたら、「半年から1年は再発予防のために続けた方がよい」ことを説明し、「いつ頃から減らすかは相談しながら、できればストレスが少ない時に減らすことを試みましょう」、などと話しています。特に働いている人の場合は仕事量が時期によって異なる場合も多く、比較的余裕があるときに漸減してみることを勧めています。もちろん復職直後や人事異動後などは減量開始のタイミングとしては避けた方がよいでしょう。

抗うつ薬の基礎知識

Point

- 抗うつ薬の多くは、シナプス間隙のモノアミン濃度を上昇させることで抗うつ効果を発揮すると従来から考えられている
- SSRIは、従来薬よりも副作用の点で有利なため広く普及した。SNRIやNaSSAも使いやすい抗うつ薬である
- 強迫性障害やパニック障害、社会不安障害、外傷後ストレス障害に適応がとれている抗うつ薬もある
- 三環系抗うつ薬は、治療効果への信頼性は高いが、抗コリン性や心伝導系の副作用に特に注意する必要がある

● **作用機序**

　抗うつ薬の作用機序として、抗うつ薬の開発直後より脳内のモノアミン神経伝達物質、特にノルアドレナリン系とセロトニン系が関与していることが明らかにされ、いわゆる、モノアミン仮説が提唱されました。その後、この作業仮説に基づき、SSRIやSNRIが開発され、その有効性が確認されていますが、モノアミン仮説のみでうつ病の回復プロセスを説明することはできず、海馬における神経新生の関与、視床下部－下垂体－副腎系の関与も指摘されていますが、まだ十分に解明されてはいません。現在では、作用機序とうつ病の病態の双方を合理的に説明するために、細胞内

シグナル伝達機構レベルに研究が展開されています。

● それぞれの抗うつ薬の特徴

1) SSRI

　SSRIはセロトニントランスポーターに結合してセロトニンの再取り込みを選択的に阻害することで抗うつ効果を発揮します。1987年に米国で発売許可されて以来、従来薬よりも副作用の面で有利であったために広く受け入れられました。つまり抗コリン作用、抗ヒスタミン作用、抗$α_1$アドレナリン作用、心毒性などがほとんどなく、急性期と長期の両方で、有効な十分量の抗うつ薬を投与できるようになったわけです。

　また、強迫性障害やパニック障害などの病態にもセロトニン神経機能が密接に関与していると考えられており、フルボキサミン（デプロメール®、ルボックス®）は強迫性障害・社会不安障害に、パロキセチン（パキシル®）はパニック障害・強迫性障害・社会不安障害・外傷後ストレス障害に、セルトラリン（ジェイゾロフト®）はパニック障害や外傷後ストレス障害に、エスシタロプラム（レクサプロ®）は社会不安障害にも保険適応があります。

　うつ病に対する使い方としては、フルボキサミンは1日25〜50 mgから開始し、有効性を評価しながら漸増し、効果不十分ならば150 mg/日まで使います。パロキセチンの場合は、パキシル®錠の場合1日10 mgから開始し、まずは20 mg/日を目標とし、効果不十分の場合は40 mg/日まで増量、セルトラリンは1日25 mgから開始し100 mg/日まで増量、エスシタロプラム（レクサプロ®）は10 mg/日から開始し20 mg/日まで増量、という使い方で

す。いずれも初期用量から開始し、有効性を評価しながら漸増することが基本です。

　副作用としては、治療初期には悪心や嘔吐がよく認められ、ひとつの関門といえますが、多くは数日で消褪することが多いです。「飲み始めて何日かは吐き気を感じる方もいますが、数日でなくなりますので、なるべく続けてください。その後で効果が少しずつ出てきます。吐き気は感じない人の方が多いのですが、万一ひどいようでしたらいったんやめてもいいですし、ご連絡していただいても結構です」といった説明をしておくとよいでしょう。なお、パロキセチンの場合はパキシル®錠よりもパキシル®CR錠の方がゆるやかに吸収されるため、悪心の発現率は低いです。

　また不安や焦燥感、不眠が惹起されることがあり、特に若い人に用いる場合は慎重に処方するべきで、攻撃性や衝動性が亢進するアクチベーション症状が生じることがあります。他にSSRIの無視できない副作用としては、性機能障害があり、診察室であまり話題にしにくいだけに注意が必要です。重篤な副作用として、セロトニン症候群（表3）[3]があり、十分な注意を必要とします。

処方例

（投与初期のもので、この後に抗うつ薬は漸増することが多い）
　例1）パロキセチン（パキシル®CR）（12.5）　1回1錠　1日1回　夕食後
　　　ブロチゾラム（レンドルミン®）（0.25）　1回1錠　1日1回　寝る前
　例2）セルトラリン（ジェイゾロフト®OD）（25）　1回1

表3　セロトニン症候群の診断基準

A. セロトニン作動薬の追加や増量と一致して、以下の症状の少なくとも3つを認める
精神状態の変化（錯乱、軽躁）、興奮、ミオクローヌス、反射亢進、発汗、悪寒、振戦、下痢、協調運動障害、発熱
B. 他の病因（感染症、代謝疾患、物質乱用や離脱など）が除外されること
C. 上記症状の出現前に抗精神病薬が投与されたりその量が増量されていないこと

文献3より引用

　　　　錠　1日1回　朝食後
　例3）エスシタロプラム（レクサプロ®）（10）　1回1錠　1日1回　夕食後
　　　ロラゼパム（ワイパックス®）（0.5）　1回1錠　1日2回　朝夕食後

2）SNRI

　SNRIは、セロトニンとノルアドレナリンの両方の再取り込みを阻害することで抗うつ効果を発揮します。セロトニン系とノルアドレナリン系の両方に作用する点は三環系抗うつ薬と同様ですが、ムスカリン性アセチルコリン受容体や、α_1アドレナリン受容体、ヒスタミンH_1受容体に対してほとんど遮断作用を示しません。SSRI同様、心毒性もなく安全性が高く使いやすい薬剤です。SNRIは、排尿障害や血圧・脈拍の変動に注意する必要があります。

ミルナシプラン（トレドミン®）は、直接グルクロン酸抱合を受けて代謝されるため、SSRIのようなチトクローム阻害作用による薬物相互作用を考えなくてよいのは大きなメリットです。逆に、50〜60%は未変化体のまま尿中に排泄されるため、腎不全患者では体内に蓄積されやすく注意が必要です。1日25 mgから開始し、100 mg／日まで（高齢者では60 mg／日）漸増します。

　デュロキセチン（サインバルタ®）は肝代謝で、1日20 mgから開始し、効果不十分であれば漸増し60 mg／日まで増量します。対症療法としてですが、糖尿病性神経障害に伴う疼痛などにも適応がとれているのが特徴的です。

　2015年9月に承認されたベンラファキシン（イフェクサー®SR）は、1日37.5 mgを初期用量として開始し、1週後より1日75 mgを1日1回とします。効果をみながら225 mg／日まで漸増します。

処方例
（投与初期のもので、この後に抗うつ薬は漸増することが多い）
　例1）デュロキセチン（サインバルタ®）（20）　1回1カプセル　1日1回　朝食後
　　　エスゾピクロン（ルネスタ®）（2）　1回1錠　1日1回　寝る前
　例2）ミルナシプラン（トレドミン®）（25）　1回1錠　1日1回　夕食後
　　　ロフラゼプ酸エチル（メイラックス®）（1）　1回1錠　1日1回　夕食後

3）NaSSA

NaSSAは、作用機序はSSRIやSNRIとは異なりますが、最終的にノルアドレナリンやセロトニンの遊離を促進します。ミルタザピン（リフレックス®、レメロン®）がありますが、制吐作用をもつため投与初期の吐き気はありません。投与初期には眠気が生じることが多いため、就寝前に投与します。1日15 mgから開始し45 mg／日まで増量できます。薬物相互作用も非常に少なく使いやすい薬剤です。

処方例

（投与初期のもので、この後に抗うつ薬は漸増することが多い）
　例1）ミルタザピン（リフレックス®）（15）　1回1錠　1日1回　寝る前
　　　ブロマゼパム（レキソタン®）（2）　1回1錠　1日2回　朝夕食後

4）三環系抗うつ薬

1950年代から使われてきた三環系抗うつ薬は各種ありますが、いずれもノルアドレナリンとセロトニンのトランスポーターに結合し（その親和性の比はそれぞれの薬物で異なり、薬効にも関与すると言われています）、再取り込みを阻害して抗うつ効果を発揮します。三環系抗うつ薬の薬効評価は十分なされており、特に重症例に対する治療効果は、SSRIと比べて優位であるという研究もあります[4]。

一方で末梢と中枢のアセチルコリン受容体の阻害による抗コリ

表4 抗うつ薬の薬理作用と副作用の関係

薬理作用	主な副作用
ノルアドレナリン再取り込み阻害	振戦、頻脈、射精障害
セロトニン再取り込み阻害	悪心、嘔吐、不眠、頭痛、神経過敏
アセチルコリン受容体阻害	口渇、便秘、尿閉、かすみ目、せん妄
ヒスタミンH_1受容体阻害	眠気、鎮静、体重増加
アドレナリン$α_1$受容体阻害	起立性低血圧、めまい

ン性の副作用（便秘、尿閉、口渇、せん妄など）や、中枢のH_1受容体阻害、末梢$α_1$受容体阻害による副作用（眠気や起立性低血圧など）がしばしばみられます（表4）。また、三環系抗うつ薬は心伝導系に影響するため、例えば過量服薬などで中毒量を摂取すると致死的な不整脈を生じさせることがあります。

このような問題はあるものの、効果が確実であるなどの理由から、現在でも用いられています。ただ、十分な増量が困難なことが多く、SSRIなどに比べて服薬中断もやや多いです。

使い方としては、従来から精神運動抑制の強いうつ病ではイミプラミン（トフラニール®、イミドール®）などを、不安焦燥の強いうつ病ではアミトリプチリン（トリプタノール）などを選ぶとよいと言われていますが、明確なエビデンスはありません。どちらも少量から漸増していき、十分量を用いることが必要です。副作用に十分注意しながら増量しますが、最大投与量を4～6週使っても効果が得られない場合は他剤に変更します。クロミプラミン（アナフラニール®）は、セロトニンの再取り込み阻害作用が比較的強く、不安焦燥の強いうつ病に特に有効とされ、強迫性

障害にもよく使われていました。クロミプラミンは静脈内投与ができるのも特徴で、経口投与が困難な患者さんの場合に入院治療でときどき使用されます。アモキサピン（アモキサン®）はドパミン受容体阻害作用があることが特徴的で、妄想を伴ううつ病によく用いられていましたが、近年は、妄想を伴ううつ病の治療では、抗うつ薬に非定型抗精神病薬を併用することも多くなりました。

　三環系抗うつ薬は、現在では新規抗うつ薬が無効な場合に選択されることから、使用する時点で患者さんの症状はすでに遷延化していることが多く、また副作用の管理を含めて投薬管理が容易でないことなどから、三環系抗うつ薬の投与を検討する以後の治療は専門医に依頼した方がよいでしょう。

5）四環系抗うつ薬

　三環系抗うつ薬に比較して抗コリン作用が少なく、SSRIの登場までは最もよく用いられていた抗うつ薬です。

　マプロチリン（ルジオミール®）は、ノルアドレナリンの再取り込みを選択的に阻害し、セロトニン系にはほとんど作用しません。

　ミアンセリン（テトラミド®）は、鎮静作用や食欲亢進作用が強く、深睡眠増加作用があり、また高齢者のせん妄に対する有効性も報告されています（ただし適応外）[5]。

6）その他

　トリアゾロピリジン系のトラゾドン（レスリン®、デジレル®）

は、5-HT$_2$受容体阻害作用が強く、またセロトニン再取り込み阻害作用は弱く、抗不安作用と鎮静作用が強く、深睡眠増加作用もあることから不眠をターゲットによく用いられます（ただし適応外）。

　ベンズアミド誘導体であるスルピリド（ドグマチール®）は、もともと抗潰瘍薬として開発されたものですが、同時に向精神作用を有し、150〜300 mg／日ではうつ病に、また300〜600（最大1,200）mg／日では統合失調症にも用いられてきました。低用量では抗不安作用もあり、その効果発現は比較的早いと考えられています。ただ、ドパミン受容体阻害作用があるためプロラクチンの上昇がよくみられ、無月経や乳汁分泌が生じやすく、また特に高齢者では錐体外路症状も生じやすいため、かつては繁用されていた薬剤ではありますが、現在では、特に推奨される薬剤とは言えません。

　抗精神病薬として開発された、アリピプラゾール（エビリファイ®）は、ドパミンD$_2$受容体パーシャルアゴニスト作用を有し、ドパミン活性が過剰である場合はその状態を抑制し、逆にドパミン活性が低下している場合にはその活性を増加させるという作用をもつ薬剤です。統合失調症（6〜30 mg／日）や双極性障害の躁症状（12〜30 mg／日）に適応がありますが、現在はうつ病にも適応があります。うつ病で使用する場合は、用法上は既存治療で十分な効果が認められない場合に限るとされています。用量としては3〜15 mg／日とされていますが、3 mg／日で効果を発揮することが多いです。副作用としては、投与初期のアカシジア（身体がむずむずする、じっとしていられないという錐体外路系副作用

のひとつ）に注意する必要があります。
　その他の抗精神病薬についても、抗うつ作用が検討されていますが、その作用機序の解明は今後の課題です。

Column この処方はどこがよくない?

〈例1〉
パロキセチン（パキシル®）(20) 1回1錠 1日2回 朝夕食後
ミルナシプラン（トレドミン®）(25) 1回2錠 1日2回 朝夕食後
セルトラリン（ジェイゾロフト®）(25) 1回1錠 1日3回 毎食後
ブロマゼパム（レキソタン®）(5) 1回1錠 1日3回 毎食後
アルプラゾラム（ソラナックス®）(0.8) 1回1錠 1日3回 毎食後
フルニトラゼパム（サイレース®）(2) 1回1錠 1日1回 寝る前
ニトラゼパム（ベンザリン®）(10) 1回1錠 1日1回 寝る前
トリアゾラム（ハルシオン®）(0.25) 1回2錠 1日1回 寝る前

解説

　抗うつ薬3種類＋抗不安薬2種類＋睡眠薬3種類と多剤多量併用です。こんなに？とすぐに気づくことができればあなたの感覚は常識的です。しかし時折転院でいらした患者さんにこのような処方をみることがあります。SSRIが中心で副作用は意外に少ないかもしれませんが、抗不安薬と睡眠薬が多いことから、脱抑制的になっている可能性があります。ガイドラインに沿った薬物の選択が望まれます。「眠れないし気分が落ちこんでいる」という患者さんの言葉の表面的な部分だけをとらえ、それに対して薬だけで何とかしようとする結果であることも多いように思えます。この場合、診断の見直しや精神療法的アプローチが必要であり、薬物を減量するだけで困っている状態が改善することもしばしば経験します。

〈例2〉
アモキサピン（アモキサン®）(10) 1回1カプセル 1日3回 毎食後
クロミプラミン（アナフラニール®）(10) 1回1錠 1日3回 毎食後
スルピリド（ドグマチール®）(50) 1回1錠 1日3回 毎食後
ミアンセリン（テトラミド®）(10) 1回1錠 1日1回 寝る前
レボメプロマジン（ヒルナミン®）(5) 1回1錠 1日1回 寝る前
ニトラゼパム（ベンザリン®）(5) 1回1錠 1日1回 寝る前
ブロチゾラム（レンドルミン®）(0.25) 1回1錠 1日1回 寝る前

解説
　このような処方も時折みかけます。少量多剤併用といえます。副作用は少ないかもしれませんが、抑うつ状態が遷延してしまうかもしれません。効果があると考えられる薬剤を絞って、抗うつ薬は単剤を原則として効果が得られるまで増量して使用することが望まれます。

〈例3〉
アモキサピン（アモキサン®）(25)　1回2カプセル　1日3回　毎食後
スルピリド（ドグマチール®）(100)　1回1錠　1日3回　毎食後
レボメプロマジン（ヒルナミン®）(25)　1回1錠　1日1回　寝る前
トリアゾラム（ハルシオン®）(0.25)　1回1錠　1日1回　寝る前
解説
　薬剤の種類は少ないのですが、錐体外路症状（例えば筋固縮）で身体の動きが悪く、仮面様顔貌で表情も悪くみえるかもしれません。副作用のために動きや表情が悪いのに、うつ病が重くなったとみえてしまうこともあります。もしそうであれば、まずはスルピリド（ドグマチール®）の漸減が必要かと思われます。SSRIやSNRIの使用歴がなければ、切り替えを試みることが望まれます。

〈例4〉
クロミプラミン（アナフラニール®）(25)　1回3錠　1日1回　寝る前
炭酸リチウム（リーマス®）(200)　1回3錠　1日1回　寝る前
トリアゾラム（ハルシオン®）(0.25)　1回1錠　1日1回　寝る前
フルニトラゼパム（サイレース®）(2)　1回1錠　1日1回　寝る前
ベゲタミン®-A（クロルプロマジン/プロメタジン/フェノバルビタール配合錠）1回2錠　1日1回　寝る前
ロラゼパム（ワイパックス®）(1)　1回1錠　1日3回　毎食後
解説
　患者さんの飲み忘れがないように寝る前にまとめたのかもしれませんが、もし患者さんが過量服薬した場合は極めて危険な処方です。特に患者さんが自殺目的で過量服薬する場合、われわれのデータによると、寝

る前の薬をあえて選択するという傾向があります⁶⁾。また、ベゲタミン®はフェノバルビタールが入った合剤であり、安全性が高い薬剤に切り替えるべきです。

第1選択薬の使い分け

　第1選択薬として新規抗うつ薬を使用するとしてもその有効率についての優劣はつけ難く、患者さんの臨床特性で決定すると述べました。しかし具体的な使い分けを示してほしいと編集担当者よりお話があり、筆者の印象も入るため、少し長くなりますがコラムとして記述します。

　やはり抗うつ効果という点では、十分量投与すればどれも優劣つけ難いと考えられますので、症状や副作用、相互作用の面から選択することになります。ジェネリック医薬品があるかどうかも選択に影響することもあります。

　身体合併症の治療薬をたくさん内服している場合、相互作用が気になりますので、パロキセチンやフルボキサミンは選択しにくくなります。実際には各薬剤の代謝経路を調べ、注意深く使用すれば問題はないのですが、今後他科で処方されている薬が別の薬に変わる可能性もあり、やはり相互作用が少ない薬剤を選択します。また腎機能低下がある場合は、ミルナシプランは選択しにくくなります。

　本文中にも記載しましたが、SSRIはうつ病以外の適応をもつ薬剤も多いです（表5）。パニック発作の合併や既往があればパロキセチンやセルトラリンを選択し、強迫症状がありそうであればフルボキサミンやパロキセチンを選択する傾向になります。痛みをもつ場合は、適応としては糖尿病性神経障害や線維筋痛症における疼痛ではあるのですが（2016年1月現在）、デュロキセチンを選択したくなります。

　早めに十分量まで到達させたい場合、つまり早く治療効果をあげることを優先する場合は、エスシタロプラムが基本的な増量パターンが2段階なので選ばれやすいと思います。

　児童思春期のうつ病でSSRIを投与する場合は、アクチベーション症候群が比較的少ないだろうという意味で、セルトラリンやフルボキサミンを選ぶことが多いです。

　ミルタザピンは副作用に傾眠が多いのが特徴ですが、逆に不眠がある患者さんには睡眠薬の使用を最小限にできるため使いやすくもあります。ミルタザピンはSSRIのような投与初期の吐き気がないため（むしろ制吐作用があります）、食欲低下や身体症状としての吐き気がある患

表5 抗うつ薬の適応病名

分類	薬剤名	うつ病・抑うつ状態	パニック障害	強迫性障害	社会不安障害	PTSD	疼痛（適応病名は添付文書参照）
SSRI	デプロメール®	○		○	○		
	ルボックス®	○		○	○		
	パキシル®	○	○	○	○	○	
	パキシル®CR	○					
	ジェイゾロフト®	○				○	
	レクサプロ®	○			○		
SNRI	トレドミン®	○					
	サインバルタ®	○					○
	イフェクサー®	○					
NaSSA	リフレックス®	○					
	レメロン®	○					

者さんには非常に使いやすい薬剤です。適応障害の軽度の抑うつ状態に、睡眠や食欲を改善するために半錠から用いることもあります。

　しばしば経験的に言われることとして、不安焦燥の強いうつ病にはSSRIから、精神運動抑制の強いうつ病にはSNRIから使う、という考え方もありますが、どちらの薬剤も両方の症状に効果はあります。何か選択の理由を明確にしておきたい時にはその考え方で選ぶこともあります。

　なお、再発例で過去に有効だった抗うつ薬がある場合には、それが三環系抗うつ薬だったとしてもそれを選択することが多いです。別の選択肢を提示し希望すれば別の薬剤から始めることもありますが、患者さんは「同じ薬剤を飲めば以前のように回復する」と薬剤への信頼感ももちやすく、安全性の面でも優位性があると考えられるからです。ただし再発の場合は双極性障害の可能性も念頭に置く必要があります（→第2章8）。

治療におけるさまざまな疑問

● 副作用については伝える？

　表6に抗うつ薬により生じ得る副作用をまとめましたが、結論から言えば、このなかでよくみられる副作用については、前もってある程度説明しておく方がよいでしょう。説明することで信頼関係を築きやすくもなります。ただし、臨床場面では、患者さんが副作用とみなす症状でも、実際にはうつ病の身体症状であることも多いので、個々に判断する必要があります。一方で、はじめに話しておくことで、この変化は副作用と聞いていたから、と逆に服用を続けやすくなるケースもしばしば経験します。

　副作用に対しては、まず減薬あるいは投与中止を考えつつ、対症療法として、吐き気には制吐薬やモサプリドクエン酸塩（ガスモチン®）などを、便秘には各種緩下剤を、排尿障害にはベタネコール塩化物（ベサコリン®）などを用いる場合もあります。口渇には、うがいやガムを噛むなどの指導に加えて白虎加人参湯などを、起立性低血圧には、生活動作について指導するほか、アメジニウムメチル硫酸塩（リズミック®）やミドドリン塩酸塩（メトリジン®）などを用いることもあります。ただし、新規抗うつ薬による治療の際には、こういった対症療法をしなくて済むことがほとんどです。

　なお、顆粒球減少症や肝機能障害、QT延長症候群などのチェックのために、定期的な採血や心電図検査が必要です。

表6　抗うつ薬の主な副作用

1. 精神神経症状：眠気、健忘、せん妄、痙攣、錐体外路症状
2. 口渇
3. 眼症状：調節障害、眼圧上昇、霧視
4. 心血管症状：起立性低血圧、心電図変化（QT延長など）
5. 消化器症状：便秘、悪心、嘔吐、下痢
6. 肝障害
7. 内分泌症状
8. 泌尿器症状：排尿困難、尿閉
9. 生殖器症状：性機能低下（性欲低下、射精遅延など）
10. 皮膚症状
11. セロトニン症候群
12. 悪性症候群

● 薬物治療中に躁状態へ移行したら？

　うつ病と診断して薬物治療を開始した後に、抑うつ状態から躁状態に患者さんの状態像が変化することを躁転と呼び、長くうつ病の治療をしているとときどき経験します。躁転するのは、その患者さんにおいてもともと双極性障害の素因があるとも考えられています。躁転した場合、抗うつ薬の減量中止と、バルプロ酸（デパケン®、セレニカ®）や炭酸リチウム（リーマス®）、ラモトリギン（ラミクタール®）などの気分安定薬（mood stabilizer）や、オランザピン（ジプレキサ®）、アリピプラゾール（エビリファイ®）などの投与を検討します。リチウムやバルプロ酸を投与する時には、血中濃度の測定をして投与量を調整することが必要です。躁状態の管理は難易度が高く、緊急入院の必要も生じる可能性があるので、躁転した患者さんの治療の継続は有床の精神科に委ねる

ことをお勧めします。

● **双極性障害の抑うつ状態を見分けるには？**

　双極性障害の抑うつ状態を鑑別することは極めて重要です。双極性障害と診断した場合には治療方針が大きく異なり、抗うつ薬ではなく気分安定薬中心の薬物療法となります。また双極性障害に抗うつ薬を投与することで症状や病態を悪化させることもあります。

　しかし、初発の抑うつ状態の場合、軽躁状態を予想させるようなエピソードを聴き出せない限りは、鑑別は困難です（→第2章8）。「過去に、いつもより活動的で調子がよい時期がありましたか？」、「普段よりたくさんアイデアが浮かんでくる時期がありましたか？」、「普段より仕事がはかどっていた時期がありましたか？」などの質問が有用ですが、実際には鑑別することはなかなか困難です。慎重に経過を観察するとともに、患者さんや家族に躁転の可能性を治療の早い段階から伝えておくことは有用でしょう。「抗うつ薬なので、気分が上がりすぎて躁状態、つまりハイテンションになることが時にあります。その場合はお薬の変更が必要になるので、そうかなと思われたら早目にご連絡ください。」などと説明します。Takeshimaらは、ソフトな双極性障害（双極Ⅱ型障害と特定不能の双極性障害）の予測因子として、反復性の大うつ病エピソード（>3回）、第一度親族の双極性障害家族歴、循環気質、初回大うつ病エピソードが若年発症（25歳未満）、抑うつ性混合状態（混合性うつ病）を挙げ、この感度と特異度は、予測因子数が1つ以上でそれぞれ92.5%と73.1%、2つ以上で

表7　抗うつ薬の断薬症候群

- 眠気、頭痛、倦怠感、悪寒
- 胃腸症状（悪心、嘔吐）
- 睡眠障害
- 錐体外路症状
- 感覚障害（知覚異常）
- 平衡障害（めまい）
- 不安、焦燥、軽躁状態

70.0％と97.5％と報告しています[7]。

● 抗うつ薬はいつまで投与するか？

　症状が改善すれば抗うつ薬を減量したいという患者さんの希望は当然のことです。しかし、症状が改善したとしても、すぐに減量や中止をしてしまうと再発することが多いようです。急性期の有効投与量をしばらく継続することが重要と言われており、寛解時点から4～9カ月（もしくはそれ以上）の継続投与が勧められています[1]。再発予防のための投与が重要であることを説明し、「保険として飲んでおきましょう」などと説明するとよいでしょう。

　なお、急な抗うつ薬の中断は、表7に示したような断薬症候群を起こすことがあります[8,9]。減薬を行うときにも、ゆっくりとした漸減が望ましいといえます。

● **抗うつ薬が効かない場合は？**

　1つ目の抗うつ薬が無効と考えられる場合には次の抗うつ薬に切り替えるなど、薬物治療の見直しが必要になります。支持的な精神療法と環境調整をしながら、新規抗うつ薬を用いても効果がなく、三環系抗うつ薬などを十分期間、十分量投与しても治療反応がみられないいわゆる難治性のうつ病症例は、専門医につなげるに限ります（なお難治性うつ病、あるいは治療抵抗性うつ病にはいくつかの定義が提唱されています）。その場合、専門医は、まずは基本に戻って診断の再検討をするでしょう。特に高齢者では、精神症状が認知症の初期症状である可能性も検討します。前述した双極性障害の可能性も検討します。また、薬物投与の履歴を整理して、十分な量と期間で治療されているかの見直し、同時に患者さんの服薬アドヒアランスの確認も必要となります。そのうえで、さまざまな増強療法（リチウムや非定型抗精神病薬など）の検討や、修正型電気けいれん療法が考慮されるかもしれません。

Column 薬物代謝の個人差による影響

　1つの抗うつ薬の効果判定の際に、十分量の投与をすることが基本ですが、この「十分量」、目安としては用法用量の最高量を指します。しかし個人に注目したときに、一概にその量がその人にとっての適正な十分量と言えるか、という問題があります。つまり、同じ用量を内服しても、患者さんによって1人1人異なる血中濃度になります。例えば薬物代謝に着目すると、抗うつ薬の多くは肝臓でCYP2D6により代謝を受けますが、*CYP2D6*遺伝子には多型があり、薬物代謝における個人差が大きいことが薬理遺伝学研究によりわかっています。そのなかで遺伝子重複をもつ個体は、CYP2D6基質薬物の代謝能が著しく高く、通常の投与量では治療効果が得られない場合があります[10]。実際、遷延性気分障害の患者さんで、約1割の患者さんに*CYP2D6*遺伝子の遺伝子重複が認められたという研究報告があります[11]。その場合、投与量をさらに増やすことが合理的と考えられますが、現在の日本の保険診療では、抗うつ薬の薬物血中濃度を測定することができず、合理的薬物療法、オーダーメイド医療を行う際の支障となっています。

文 献

1) 日本うつ病学会　気分障害の治療ガイドライン作成委員会／編：日本うつ病学会治療ガイドラインⅡ. 大うつ病性障害 2013 Ver.1.1.
2) 日本うつ病学会抗うつ薬の適正使用に関する委員会／編：SSRI/SNRIを中心とした抗うつ薬適正使用に関する提言, 2009
3) Sternbach H : The serotonin syndrome. Am J Psychiatry, 148 : 705-713, 1991
4) Anderson IM : Selective serotonin reuptake inhibitors versus tricyclic antidepressants : A meta-analysis of efficacy and tolerability. J Affect Disord, 58 : 19-36, 2000
5) Nakamura J, et al : The effect of mianserin hydrochloride on delirium. Human Psycho-Pharmacol, 10 : 289-297, 1995
6) Kato D, et al : Suggestion for safer prescription from the investigation on psychotropic drugs of suicide attempters. the 19th Congress of the European College of Neuropsychopharmacology (ECNP). Paris, France. 16-20 September 2006
7) Takeshima M & Oka T : A comprehensive analysis of features that suggest bipolarity in patients with a major depressive episode: Which is the best combination to predict soft bipolarity diagnosis? J Affect Disord, 147 : 150-155, 2013
8) Dilsaver SC & Greden JF : Antidepressant withdrawal phenomena. Biol Psychiatry, 19 : 237-256, 1984
9) Zajecka J, et al : Discontinuation symptoms after treatment with serotonin reuptake inhibitors : a literature review. J Clin Psychiatry, 58 : 291-297, 1997
10) Bertilsson L, et al : Molecular basis for rational megaprescribing in ultrarapid hydroxylators of debrisoquine. Lancet, 342 : 63, 1993
11) Kawanishi C, et al : Increased incidence of CYP2D6 gene duplication in patients with persistent mood disorders : ultrarapid metabolism of antidepressants as a cause of nonresponse. A pilot study. Eur J Clin Pharmacol, 59 : 803-807, 2004

第 2 章

5 ソーシャルワーク

> **Point**
> - ソーシャルワークとは、患者さんや家族の抱える経済的・心理的・社会的問題の解決を援助することである
> - 医師は、自らソーシャルワークのマインドをもっていなければならない
> - ソーシャルワークに際しては、単に情報提供を行うだけではなく、社会資源が効果的に使われるように調整を行わなければならない

ソーシャルワークとは

　ソーシャルワークとは、患者さんや患者さんの家族の抱える経済的・心理的・社会的問題の解決を援助することです。病院など

の医療機関や行政機関では、医療ソーシャルワーカー（medical social worker：MSW）や精神保健福祉士（psychiatric social worker：PSW）、あるいは社会福祉士がこれを業務として担っています。

厚生労働省の業務指針によれば、その具体的な業務は、以下のように示されています。

ⅰ）療養中の心理的・社会的問題の解決、調整援助
ⅱ）退院援助
ⅲ）社会復帰援助
ⅳ）受診・受療援助
ⅴ）経済的問題の解決、調整援助
ⅵ）地域活動

うつ病の患者さんは、その症状により、また療養期間中に、家事や学習、就業に多かれ少なかれ支障をきたすことが多く、経過が中長期的となることでさらにその障害は大きくなっていきます。そして、それがさらに症状・経過に影響を与え病態が複雑化し、回復が困難になったりします。したがって、社会生活上の問題の解決は、うつ病治療において非常に重要です。

精神疾患の治療には中長期の期間を要するので、例えば自立支援医療（通院医療費公費負担）という制度があります。一般の医療機関以外でも、精神保健福祉センターなどの公的機関で就労や就学支援を行っています。法テラスや各地域の弁護士会などで行っている支援を必要とする人もいるでしょう。

また、高齢単身者や家族介護の負担が大きい患者さんには、介護保険の導入がよいでしょう。

医師自身もソーシャルワーカー

　医師は、専門職であるソーシャルワーカーと同じように機能することはできないかもしれませんが、ソーシャルワーカーと同じマインドをもつべきです。どういうことかと言うと、医師は、患者さんの医学的治療だけでなく、患者さんが病気を抱えていることで生活に支障が出てはいないかといつも気にすべきなのです。医師は、通院中や入院中の患者さんに対して生活状況や経済状況を尋ね、何か困りごとがないかどうか尋ねる習慣をもたなければなりません。そして、もしも困りごとがあるようなら、その解決に役立つような助言を行ったり、社会資源、社会制度の導入を図ります。

　ちなみに、ソーシャルワークとは、いつも難しいことをするわけではなく、例えば、主治医として「この患者さんの療養のために、家族をお呼びして話し合いをしよう」と考え、実際に家族と話し合うということが一般外来ではあると思いますが、その段取りをつけることもソーシャルワークなのです。このように、医師が患者さんの治療環境を整えるために行う助言は、すべてソーシャルワークなのです。たとえソーシャルワーカーがクリニックにいないとしても、医師に知識があれば、患者さんの困りごとに対し

て具体的に相談窓口を紹介したり、介護保険サービスの手続きにつなげるために役所に連絡をすることはできます。

　社会資源や社会制度の導入を図る際には、医師は、患者さんの困りごとをいったん受け留め、そのうえで、病院であればMSWやPSWにつなぎますし、クリニックであれば役所や都道府県や政令市が設置している精神保健福祉センターなどの公的機関などのソーシャルワーカーに繋ぎます。

ソーシャルワークに際して留意すべきこと

　治療やケアもそうですが、ソーシャルワークもやりっ放しはいけません。導入した社会資源や社会制度が実際に利用されたのか、利用された結果、状況が改善されたのか、それから、その後も利用されているのかなどを確認しなければなりません。また、「実際に利用されたのか」というところについては、患者さんはうつ病で活動性や社会機能が落ちてしまっているわけですから、社会資源や社会制度につながり、それが活用されるようにするための支援が必要です。具体的には、医師が自ら相談窓口担当者やソーシャルワーカーと直接コンタクトをとり、患者さんの同意を得たうえでその患者さんの状況を説明し、そのうえで患者さんと担当者やソーシャルワーカーが連絡をとり合ったり、会う手筈を調整します。

Column

究極の社会資源

　社会資源とは、一般に法律や条例で定められているさまざまな社会制度のことを言いますが、現実の保健・福祉サービスでは、このようなフォーマルなもの以外にもさまざまな社会資源を使います。本項で例示した「家族」というのも、そのようなフォーマルではない社会資源であり、究極の社会資源は患者さん自身です。

　うつ病は、再発性の高い病気です。再発を防ぐためには、患者さん自身がうつ病の知識を身につけ、病気をよく理解し、認知行動療法などをふまえて自分自身を変化させたり、再発に傾くような兆候に自分自身で気付くようになってもらいたいと思います。つまり、治療の究極の目的は、患者さん自身がセルフ・ケアを身につけること、自ら再発を防ぐことであり、患者さんが自分自身を拠り所（＝社会資源）にすることなのです。

第 2 章

6 リハビリテーション

Point

- 患者さんの社会機能や体力は、うつ病症状の改善よりも遅れて回復するので、リハビリテーションを導入して社会復帰を円滑に進めることが必要である
- リハビリテーションには、自宅で行うものと、医療機関・施設で専門職の指導や助言で行われるものとがある。自宅で行うリハビリテーションは、目的意識をもって行うことで効果が高まる
- 自宅外でのリハビリテーションを開始するためには、まず自宅内での生活リズムの回復が前提となる
- 近年、休職者のためのリワーク・デイケア施設が増え、利用者も増えている

うつ病治療におけるリハビリテーション

　うつ病は経過中に一時的な脳の機能障害をもたらし、そのために患者さんのあらゆる能力を低下させ、社会機能を低下させます。また、罹病期間が長くなれば、体力も低下するものです。

　うつ病は、回復可能な病気であり、病気が治癒すれば脳の機能障害も解消されますが、一般に、社会適応性はそれより遅れて回復し、落ちた体力も遅れて回復します。これは、長期の休暇や中断の後に学業や仕事を再開する時に、思うように頭や身体が働かないことに似ていますが、うつ病の場合は、これに加えて多くの場合、患者さんは自信を失っていたり、不安を感じていたり、あるいは強い緊張などを伴い、社会復帰のハードルが高くなりがちです（受け入れる側の準備不足もこのような状況に悪く働きます。これについては「第3章1．勤労者のうつ病」で触れます）。

　患者さんは、もともと、うつ病にかかりやすいような思考・行動パターンを有しており、発病に至った状況やストレッサーがそのままの状態ということになると、単純に「元の職場で元のとおりに仕事をする」だけでは、発病の時と同じようなストレスや負荷がかかった時に、また同じように調子を崩し、再発に至ってしまう可能性もあります。つまり、うつ病から回復するということは、元のその人に戻るということではなく、以前の自分から少し変わった自分になるということが理想なのです。

　リハビリテーションは、社会機能の回復、体力の回復とともに、自分の弱点を克服し、少し変わった自分になることを目的に行わ

れます。

リハビリテーションの種類

リハビリテーションは、次の3つに分けられます。

ⅰ）医師の助言により自宅で行うリハビリテーション
ⅱ）精神科作業療法、あるいは精神科デイケア
ⅲ）リワーク・デイケア

　ⅰ）は、①起床時間と食事時間、入浴時間や就寝時間を固定化することで日常生活リズムを取り戻すこと、②読書をしたり、趣味を再開するなどして自分の時間をつくること、③作業能力を高めるために家事を分担したり、新聞を精読したり、テレビのニュース番組を見たり、あるいは目的意識をもって文書を作成すること、④家族以外の人と会ったり話したりする機会をつくり、コミュニケーション能力を回復すること、また、⑤散歩をしたり、体操やトレーニングを導入し、体力の回復を図ること、などです。
　ⅱ）ⅲ）は、医師の指示のもと、専用の施設や専門職の指導や助言のもとに、所定のプログラムを用いて行われるものです。

作業療法、あるいはデイケア

　精神科の専門病院やクリニックでは、精神疾患からの回復のための一般的なリハビリテーション・プログラムをもっているところがあります。たいていは日替わりのプログラムをもっていて、軽作業やスポーツ、家事労働の練習、芸術活動などが時間割に従って行われます。多くの施設では、対象者・対象となる病気を限定せずに、あらゆる患者さんがユニバーサル的に必要とするような基本事項や軽作業を中心にプログラムが組み立てられており、参加規則も比較的緩やかな場合が多いです。

　ただ、これらのプログラムに参加するためには、患者さんはある程度家庭内では自立していて、朝の決まった時間に起床し、食事を軸にして生活リズムがある程度整っていることが前提となります。実際には、毎日、あるいは1週間のうち数日、決まった時間にリハビリの場所に通ってくること自体が模擬登校・模擬出勤となり、複数の人が出入りしたり交流するこうした「リハビリ施設＝小社会」に参加するということ自体が社会復帰のためのリハビリテーション活動になります。

　なお、このようなリハビリテーションを、精神保健福祉センターなどの公的機関が提供しているところもあります。

リワーク・デイケア

　リワーク・デイケアとは、休職をしている勤労者の復職を支援するために病院やクリニック、あるいは福祉施設などで行われるもので、近年、実施施設が非常に増えています。精神保健福祉センターのような公的機関で実施しているところもあります。

　このリワーク・デイケアも、やはり家庭生活がある程度以上自立している人が対象となります。また、施設によっては、休職者（つまり、復帰する会社のある方）のみを対象にしているところもあります。

　内容は、前述の作業療法や通常のデイケアのように、やはり日々のプログラムが設定され、それに参加する形式ですが、リワーク・デイケアでは、特に就労に関連する内容を中心に細かくプログラムが構成されています。例えば、心理教育プログラムは、職場のストレスや休職に関連した内容が含まれたり、グループ・ワークで同様の内容の振り返りを行ったりします。また、日常活動記録をつけて週間目標を立てたりします。日常場面だけでなく、職場での対人関係の場面を想定して集団認知行動療法を行う施設も多いです。同じように復職を目指す患者さんが集まってのリハビリテーションなので、集団の凝集性が高く参加者のモチベーションも高くなりますが、ポイントとなるのは、自己省察と客観化、そして自律性です。

Column

気分転換のための旅行は効果的か？

　よく、うつ病の初診の患者さんのなかに、「気分転換のために旅行に行ったのですが…」とか、あるいは治療継続中に、「気分転換のために旅行に行って来ようと思うのですが…」という話を聴くことがあります。旅行は一見よい気分転換になりそうですが、果たしてどうなのでしょうか。他の身体の病気を例にとると、たとえばある程度の重い病気にかかっている時や手術の直後に旅行をしたりすることはないだろうし、旅行を勧める人もいないでしょう。うつ病の場合もそれに該当します。うつ病は、決して軽い病気ではなく、また内臓は問題がなくても、やはり「脳」という臓器が機能障害を起こし、そして疲弊しています。このような状態で遠くに旅行に出れば、体力や気力を消耗し、病状が悪化する可能性が高く、実際にそのようになってしまう患者さんを何人もみてきています。「海外旅行」は止めた方がよいし、「東北一周旅行」や「九州一周旅行」すらお勧めはできません！

第 2 章

7 再発予防と治療の終結

Point

- うつ病では、再発予防教育がなければ同じパターンでの再発をくり返す
- 再発予防に必要な要件を、患者さんに示し、心理教育を行う
- 寛解後の維持薬物療法は、4カ月から3年をめどに実施する
- 再発予防の要件がクリアされ、維持薬物療法がなされたあとで治療終結となる

再発シナリオ

　うつ病は、非常に再発性の高い病気です（→第2章8）。うつ病に罹患した人が再発するとき、その人がどのように再発するかということについては、一般に「再発シナリオ」というものがあります。どういうことかと言えば、うつ病罹患の経験から学習をしなければ、その人は、前に発病したときと似たような状況で、似たような経過で、同じように発病（再発）をします。

再発予防に必要なこと

　再発予防のために必要なことは何かということについて、以下にまとめました。

① うつ病の理解に基づく病識を獲得していること
② 以前の発病状況を省察し理解していること
③ うつ病に傾きやすいパーソナリティ傾向があるとすればそれを自覚していること
④ 過剰ストレスに陥らない工夫をすること
⑤ 過剰ストレスに陥った時に、そのことを自覚できること
⑥ メンタルヘルス不調のサインを自覚できること（たとえば身体化症状や不眠など）
⑦ 日頃からストレス対処法をもっていて活用することができる

こと
⑧ 職場（あるいは学校など）と職場外（あるいは学校外など）に相談できる相手をもっていること

治療終結の条件

　再発率が高いというと、再発を抑えるためにいつも精神科医からの精神療法的な関わりを受けていた方がよいと考えがちですが、果たしてそれでよいのでしょうか？　それに対する私の答えは"NO"です。本来、健康問題は人任せにすべきではありません。ここで大事なキーワードは、"セルフケア"です。やはり、自分の健康は自分で管理すべきであって、誰もが、できるだけ早期に自分の不調に気づき、これに向き合い早めに対処し、病気を治し、再発をさせないように心掛けるということが大切です。ですから、やはり寛解期に至ったうつ病患者さんは、病院やクリニックから卒業すべきです。

　卒業できるかどうかの条件は、まさに、イコール「前述の再発予防に必要なこと」となります。寛解に至った患者さんに、どのようにうつ病の再発を防ぎますか？　と尋ねてみて、患者さんがこれらの条件を答えることができれば、卒業が可能です。しかし、そうはいっても、患者さんは医療のプロではありませんから、抜き打ちテストはだめです。症状が軽快するのに応じて、漸次、再発予防の話を患者さんとしていくのが通常のやり方です。そもそ

も、社会復帰や学業への復帰を段階的に目指す患者さんに対して、主治医は、認知行動療法的な精神療法や、ストレス対処についての助言などをすでに行っているはずです。

いつまで治療を継続したらよいのか

　症状軽快から寛解に至るまで、あるいはその後も、患者さんが再来するたびに患者さんから症状の再燃の有無や最近の様子などを聴いていきますが、その都度、患者さんがどのように外界を認識し、どのようにストレッサーに対処しているのかなど、患者さんと話し合うことでしょう。そのなかで、前述の治療終結の条件を確認していくことになります。

　薬物療法の観点からは、「寛解後〇年まで服用していれば絶対に再発はしない」という知見はもちろんありません。しかし、脳の機能障害から立ち直ってすぐに、その脳機能を調整していた薬を終了してしまうというのは望ましくありません。欧米のガイドラインでは、寛解後4～9カ月の薬物による維持療法が推奨されており、また、再発例では、1～3年間の維持が有効という先行研究も報告されています。

第 2 章

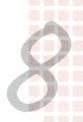

うつ病の再発

Point

- うつ病の再発率は極めて高い
- うつ病の再発率の高さや、経過観察の重要性から、うつ病は軽快しても"治癒"とは言わず、"寛解"と言う
- うつ病の経過中、あるいは寛解後に、双極性障害に移行することがある
- 双極性障害に移行した場合には、治療全体の見直しが必要となる

再発とは

うつ病の再発とは、一度、寛解に至ったものが、再びうつ病エ

ピソードを示した場合のことを言います。うつ病の再発率は非常に高く、寛解後1年以内に再発する人は約50％にも上ることが知られています。再発したうつ病のことを「反復性うつ病」と呼びます。

　このように、うつ病の再発率が高いこと、そのために経過観察が重要であることなどを理由に、うつ病は、軽快しても"治癒"とは言わず、慣用的に"寛解"と言います。

　なお、症状が改善した後に、寛解に至る前に症状がぶり返したものを、"再燃"と言います。これは、うつ病の治療経過中に頻繁にみられることです。

　このようなことから、うつ病は、簡単に治る病気だという言い方はできません。

再発のリスクは

　うつ病の再発の危険因子は、それまでにくり返されたうつ病エピソードの回数です。つまり、くり返しの回数が多いほど、その後の再発リスクは高まります。4回目ともなると、そのリスクは約90％にまで高まります。

　したがって、なるべく初回エピソード以降の再発を食い止めなければなりません。

双極性障害への移行

うつ病エピソードを呈していた患者さんが、その後、寛解後に躁病エピソードで気分障害を再発することが多々あります。また、抗うつ薬による治療を行っている途中で、躁転することもあります（表1，2）。その場合には、うつ病性障害から「双極性障害に移行した」、あるいは「双極性障害の初回エピソードがうつ病エピ

表1　軽躁病エピソードの診断基準

A. 気分は高揚あるいは易刺激的であり、その程度は患者にとって確実に異常であり、かつ4日以上連続で持続すること。

B. 次の徴候のうち3項目以上が存在し、日常の個人生活機能にある程度の支障をきたしていなければならない。
　1．活動性の亢進、あるいは身体的な落ち着きのなさ
　2．会話量の増加
　3．注意転導性、あるいは集中困難
　4．睡眠欲求の低下
　5．性的エネルギーの亢進
　6．軽度の浪費、あるいは他の型の無謀ないし無責任な行動
　7．社交性の亢進、あるいは過度の馴れ馴れしさ

C. エピソードは躁病、双極性感情障害、うつ病エピソード、気分循環症、神経性無食欲症の基準を満たさないこと。

D. 主な除外基準：エピソードは精神作用物質の使用、症状性を含む器質性精神障害によるものではないこと。

ソードだった」という解釈となります。双極性障害の疫学の観点からこの事象をみてみると、何らかの抑うつ状態からはじまる双

表2　躁病エピソード

A. 気分は主に高揚、誇大的、あるいは易刺激的であり、患者にとって確実に異常なものでなければならない。気分変化は顕著であり、1週間以上持続しなければならない（ただし、入院を要するほどの重症の場合を除く）。

B. 次の徴候のうち3項目以上が存在し（気分が単に易刺激的である場合は4項目）、日常の個人生活機能に重度の支障をきたしていなければならない。

1. 活動性の亢進、あるいは身体的な落ち着きのなさ
2. 会話量の増加
3. 観念奔逸、あるいは思考の進み方が速いという主観的体験
4. 正常な社会的抑制の喪失、その結果として状況に不適切な行動となる
5. 睡眠欲求の低下
6. 過大な自己評価、あるいは誇大性
7. 注意転導性、あるいは活動や計画の絶え間ない変化
8. そのリスクを患者が自覚しない無鉄砲あるいは無謀な行動、例えば乱費、馬鹿げた企て、無謀な運転
9. 顕著な性的エネルギー、あるいは性的逸脱

C. 幻覚や妄想は存在しないこと。もっとも、知覚障害はみられることがある（例えば、主観的聴覚過敏、色彩が特に鮮明に見える）。

D. 主な除外基準：エピソードは精神作用物質の使用、器質性精神障害によるものではないこと。

極性障害が、全体の約70％を占めることが知られています。双極性障害で推奨される主剤は、気分安定薬か非定型抗精神病薬であり、抗うつ薬による単剤治療は推奨されないために、双極性障害に移行した場合には、薬物治療の見直しを含め、治療全体の見直しが必要となります。著者らは、双極性障害への移行後は、精神科医への紹介を推奨しています。その理由は、双極性障害の予後はうつ病よりも悪く、双極性障害の方が自殺率が高いと考えられており、また、入院治療を要することも少なくなく、躁病エピソードにおける治療マネージメントは、精神科以外の一般外来治療では困難である場合が多いからです。

うつ病は心の風邪？

　ひところ、"うつ病は心の風邪"というフレーズがよく聞かれましたし、今でもこの言葉が使われることがあります。この言葉は、うつ病は誰でもがかかり得るというくらいに有病率が高いことを啓蒙し、誰もがかかり得るのだから勇気を出して精神科受診を、あるいは精神科受診を勧めてください、という啓発のためには効果があったかもしれません。しかし、一方で、この言葉はうつ病がさも必ず治せる軽い病気というイメージを与えかねません。うつ病は再発性が高い病気であり、再発をくり返すたびに、間歇期、つまり気分がニュートラルである期間が短くなり、遷延化を招きます。また、うつ病経過中の最悪のシナリオは自殺であることを考慮すると、"うつ病は心の風邪"だとはとうてい言い難いのです。国際保健の観点からみれば、うつ病は、人の健康寿命を障害する最も重大な疾病の1つと認識されています。

第 2 章

9 うつ病と自殺

Point
- 自殺念慮や自殺企図は、うつ病の一症状として生じるものだと理解をする
- 自殺の危険因子と防御因子を把握する
- 自殺念慮について早期に尋ね、あわせて自殺の危険度をアセスメントする
- 自殺を防ぐために、危険因子・防御因子の調整をはかり、今すぐに役立つ、現実的で具体的な介入を行う

うつ病と自殺関連行動

うつ病の診療で非常に問題となるのが、自殺関連行動（自殺念

慮、あるいは希死念慮、自傷行為、自殺未遂、自殺）です。うつ病ではなぜこうした行動が生じるのでしょうか。多くの人は、うつ病患者さんにおける自殺について、健常な人の物差しで考えようとしますが、そもそも、心身共に健康な状態で、自殺を実行しようと思う人があるでしょうか？うつ病罹患者が感じる不安や絶望感、孤立無援感は、私たちが想像できないほど深いものです。「自殺に傾く気持ち」（自殺念慮）は、うつ病の一症状として深い闇の中から湧き上がってくるもので、患者さんにとってはどうしても打ち消すことができないものです。骨折した患者さんが、いくら気持ちを強くもっても骨折部位が治らないように、自殺念慮も、いくら患者さんが抑えようとしても、消し去ろうとしても、そうすることは困難です。つまり、自殺を防ぐためには、くり返し患者さんに心理教育を行い、自殺に関してそれを促してしまうような危険因子を抑制し、患者さんを自殺から遠ざける防御因子を増強させながら、とにかく病気をなるべく早く治すことが何よりも重要です。

自殺の危険因子と防御因子

　自殺を促してしまうような危険因子が、すでに多くの先行研究から明らかにされています（表1）。自殺に傾きやすい人は、特に複数の危険因子を同時にもっていることがほとんどです。なお、このなかで、最も明確で強力な危険因子とされているのが、過去

の自殺未遂・自傷行為の既往です。

　一方で、その人を自殺から遠ざける防御因子についても、表2に示しました。

表1　自殺の危険因子

【表出からみたリスク】
絶望感、無力感、自殺（希死）念慮

【人生の出来事からみたリスク】
離別・死別・喪失、親族の自殺、経済的破綻、災害・虐待・犯罪などによる外傷体験

【健康面からみたリスク】
精神疾患、慢性・進行性の疾患、疼痛、病苦、アルコールなどの乱用、セルフ・ケアの欠如

【既往からみたリスク】
自殺未遂、自傷行為

【環境面からみたリスク】
自殺手段が身近にある、自殺を促す情報への曝露、孤立・支援者の不在

表2　自殺を遠ざける防御因子

- 家族、親族の存在
- 支援者の存在と、継続的、定期的な接触とサポート
- 支援者との情緒的な交流
- 問題解決のための具体的なサポート
- 自殺手段を遠ざけた安全な環境
- 医療による治療的介入とその継続
- 入院等による保護的環境
- 将来の夢・希望

自殺について尋ねる

　うつ病を診断したら、自殺念慮を確認しなければなりません。それは、ほぼ必須のことです。それでは、それをどう確認すればよいのでしょうか。さすがに、「いま、自殺をしたいと思っていますか」と尋ねるのは藪から棒です。方法としては、患者さんと一連のうつ病診察で十分に時間をかけ、コミュニケーションを十分にとった後で、心配と懸念をもって、表3にあるような尋ね方をします。

表3　自殺念慮を確認する際の尋ね方

「そのようにつらい状況であれば・・・」
- 死んでしまいたいなどと考えることはありませんか？
- このまま消えてしまいたいと思うことはありませんか？
- このままいなくなってしまいたいと思うことはありませんか？
- もうどうなっても構わないなどと考えてしまうことはありませんか？

第 2 章　治療

自殺実行の危険性をアセスメントする

　自殺念慮を確認したら、その強度や消長について確認し、具体的な危険性（あるいは危険度）をアセスメントしなければなりませんが、特に危険性が高い状況を、表 4 にまとめました。

表 4　自殺実行の危険性が高い状態

自殺念慮が・・・
- 急速に増強している
- 持続的
- 変動が大きく制御が困難

自殺実行の計画性があり・・・
- 手段や、日時、場所を決めている
- 予告をしている
- 死後の準備をしている

自殺を防ぐ

　自殺を防ぐためにすべきことは、当然のことながらうつ病を改善させ、寛解をもたらすことです。しかし、これにはある程度の時間が必要です。そこで、まず治療を担当する医師が目標にすべ

きことは、「うつ病が寛解するまで自殺をさせずに何とか持ちこたえる」ということになります。

　何とか持ちこたえるためには、まず前述した、自殺念慮の確認と、自殺実行の危険性をアセスメントします。そのうえで、自殺念慮があれば、危険性の強弱にかかわらず、その自殺念慮がうつ病の一症状であることを心理教育のなかで説明します。そして、症状である以上、うつ病が軽快すれば消褪することを説明します。たいていの患者さんは、こうなる以前は確かに自殺念慮などなかったと気付いてくださいます。しかし、ここでもしも自殺実行の危険度が高いという判断になれば、躊躇なく、そして迅速に精神科につなぎます。「自殺危険性が高いからご紹介を…」と、紹介状を患者さんに渡すと同時に紹介先の精神科に電話で連絡をし、紹介状には書ききれなかった詳細情報について情報提供しましょう。自殺の危険因子についても聴き取りをしてリスト・アップし、それを情報提供します。

　もしも自分でしばらく治療とフォロー・アップをしていくのであれば、危険因子を1つずつ潰していくことで、自殺の危険性を減らしていくことができます。また、担当医自身が支援者として、表2にある防御因子を意識したかかわりをします。このなかで特に大事なのは、患者さんの生活上の困りごとに対して、具体的に、役に立つ支援を行うことです。そのためには、社会資源に関する情報提供とそのコーディネートを専門とするソーシャルワーカー（医療ソーシャルワーカー、精神保健福祉士、社会福祉士など）との協働がお勧めです（→第2章5）。

Column

自殺をしない約束

　自殺念慮がある患者さん、あるいはその存在が強く疑われる患者さんに対して、「自殺をしない約束をすること」と書かれている本があります。また、専門書によっては、「うつ病患者さんは律儀だから、自殺をしたら周囲に迷惑がかかると言いきかせて自殺をさせない」と書かれているものがあります。うつ病の患者さんに、何とか自殺をせずに次回の外来にまた来てほしいと、精神科医は願わずにはおれません。しかし、一方で、うつ病の病理において自己価値観が低下しきっている患者さんに、「迷惑がかかるから」という言い方はしたくないものです。私は、自殺で家族を亡くした遺族とのお付き合いもあることから、「自殺で遺される人の心境はとてもつらいもので、そのつらさは決して消えることはない」ということや、「自殺のあとでたとえ経済的な保障が得られたとしても、心の傷は決して癒されることはない」ということを患者さんに伝え、患者さんがかけがえのない存在であることを伝えるようにしています。そして、「あなたとのかかわりをこうしてもった主治医として、自分もあなたに死んでほしくない」と伝えます。

自殺をしない念書

　自殺企図や自傷行為をした患者さんに対して、救命救急センターなどで、患者さんに自殺企図や自傷をしないという念書を書かせて退院させるという話をよく聞きます。患者さんの安全を確認した後に退院、帰宅させるという意図のようですが、その後、患者さんに何かがあったときでも、「病院はきちんと確認した」と後々言えるように、免罪符のような意味合いで行うという側面もあるのかもしれません。しかし、このような念書取りは、意味がありません。もしも、その患者さんに、自殺の実行の危険度が高いことがわかっているのに、それに目をつむって念書を書かせて退院させたとしたら、「自殺の蓋然性が考慮されるのに何の医療的対応をしなかった」ということで医療者や医療機関は責任を免れることはできないでしょう。やはり大事なことは、自殺のリスク・アセスメントをきちんと行い、対応することです。

第 2 章

10 プライマリ・ケア医と うつ病診療

> Point
> - プライマリ・ケア医として、どこまでうつ病診療にタッチするのかを決めておく
> - プライマリ・ケア医が自らうつ病治療の全過程に携わるのであれば、精神科に関する自己研鑽を積まなければならない
> - 自らの治療限界点を知り、必要に応じてより高い専門性をもつ医療機関に患者さんを委ねる

プライマリ・ケア医によるうつ病診療

プライマリ・ケア医、あるいは精神科専門医ではない医師がう

つ病の治療にあたる、ないしは抗うつ薬などの向精神薬を投与することについて、推奨する立場の人もいれば、異論・反論を唱える人もいます。推奨する人は、うつ病の有病率から見て、精神科医だけでは物量的に対応できるはずがないのだからと精神科専門医以外の医師の参画に期待しますし、異論・反論を唱える人は、うつ病治療は精神科専門医療の範疇であって、精神科のトータル・ケアの知識と経験なくして治療にあたることはできないと言います。

　しかしこれは、右か左か○か×かという二者択一で結論づけられるようなものではありません。なぜなら、まず、①好むと好まざるにかかわらず、うつ病を抱えた患者さんはどこの診療科でも医師の目の前に現れること、②目の前の患者さんには、まず医師としてプライマリ・ケアを行うのは必定であること、そして、③日本の各地域性や精神科医療機関の偏在を考慮すると、どうしても精神科専門医以外の医師が対応せざるを得ない地域が存在する、などの事情があるからです。

うつ病診療のステップ

　プライマリ・ケア医、あるいは精神科専門医以外の医師に求められることは何か。どこまでうつ病診療にタッチするか。このことについて2つのステップに分けて考えてみましょう。①早期発見と初期対応、②専門的治療の2段階です。

①は今の医療現場で、すべての医師に求められている事柄です。早期発見やスクリーニングについては、すでに第1章に述べました。うつ病が疑われた患者さんに対しては、適切なコミュニケーション、心理教育、そして専門的な治療を導入するためのコーディネートを行います。そして②は、うつ病の専門的治療を自らの手で行うということになります。

専門的治療を行う際の要件と限界

　あらゆる診療科の医師がその専門性を獲得するのに多くの時間と経験を要するのと同じく、「自称・精神科医」は別として、精神科医の多くは、精神保健指定医（厚生労働省）と認定専門医（日本精神神経学会）の獲得をアンカーポイントとして、多くの診療経験を積み、あらゆる精神疾患の診療にあたっています。本書はうつ病診療のポイントやコツを扱っていますが、そもそもうつ病と診断する際には鑑別診断をしなければなりません。鑑別対象疾患は、「抑うつ状態」というものがかなり普遍的な症状なのでかなりの数に上り、鑑別対象疾患に関する専門的な知識をももっていないと、うつ病の診断はできません。

　このようなことから、プライマリ・ケア医、あるいは精神科専門医以外の医師が専門的治療を自ら行う際の要件を表1にまとめました。また、患者さんをより専門性の高い医療機関に委ねるべき限界点について表2にまとめました。表1の1で、自己学習機

表1　プライマリ・ケア医、あるいは精神科専門医以外の医師が専門的治療を自ら行う際の要件

1. 地域の精神科医療機関における症例検討会参加などの自己学習機会をもつ
2. 心理教育を含む精神療法を実施する時間を診療時間内に確保できる
3. 複数の抗うつ薬の用法、副作用、薬物動態と薬理作用を熟知している
4. 自殺念慮を含む自殺関連行動に関する知識と、自殺危険度を含めたこれらの事柄についてのアセスメント法を知っている
5. 生活問題や職業問題に助言をすることができる
6. 都道府県の精神保健福祉センター、あるいは市町村の精神障害・福祉の担当部署を知っている
7. 地域の精神科医療機関（クリニック、病床を有する精神科病院）と連携できる

表2　プライマリ・ケア医、あるいは精神科専門医以外の医師によるうつ病治療の限界点

1. 患者さんに病識がなく治療導入が困難
2. 重症のうつ病
3. 症状がすでに遷延化しているか、自らの治療下で遷延している
4. 自殺危険度が高い
5. 頻回に病相をくり返している、あるいはこれまでに再発をくり返している
6. 向精神薬の副作用が問題で十分量の抗うつ薬を使用できない
7. 合併精神疾患を他に有する
8. 患者さんの周囲に支援者が全くいない
9. 軽躁エピソード・躁病エピソード

会を挙げましたが、ここで学習できるのは診断プロセスと治療プロセスだけであって、精神科治療技法、すなわち、「面接法」や「精神療法」、「薬物療法」、「精神科リハビリテーション」、「自殺予防」などの個々の技能に関する学習は、また別建てでこれに取り組まなければなりません。

精神科医との連携

> *Point*
> - うつ病患者さんの診療における限界設定をふまえて精神科医に患者さんを紹介する
> - 患者さんの紹介に際しては、できる限り詳しい紹介状を作成する
> - 普段から、顔の見える関係の精神科医を確保しておく
> - 精神科に患者さんを紹介した後も、患者さんとの関係を維持する

● 精神科医との連携の必要性

　軽症のうつ病や、中等症でもすでに改善傾向にあるような方であれば、プライマリ・ケア医による治療は可能ですが、中等症以上の患者さんでは、うつ病の標準的な治療とケアをすべてやらなければならないので、ほとんどの場合、精神科専門医、専門医療機関での治療が必要でしょう。このことは、前述のとおりです。

● 患者さんの紹介

　突然、知らない医療機関から、中等症、ないしは重症の患者さんをポンと送られて来れば、どのような診療科の先生でも面食らうことでしょう。紹介状（診療情報提供書）なしは言語道断ですが、1行2行の紹介状を見ると、精神科医もため息です。

　まず大事なことは、診療情報提供書を用意する場合には、可能な限り詳細にと心掛けましょう。紹介患者の初診時の現症と発病の経緯、患者さんの家庭や職場の状況を基本情報として記載するとよいでしょう。また、初期治療を行ったのであれば、その内容と、患者さんへの説明の詳細（病名告知や治療法の説明など）を記載すべきです。

　もう1つ大事なことは、日頃から精神科医と顔の見える関係をつくっておくことです。

● 精神科医と知り合いになる

　日頃から、懇意の精神科医をつくっておきましょう。具体的には、地域の医師会や、行政などが主催する学習機会や研究会などで精神科医と知り合うことができます。昨今は、メンタルヘルス問題があらゆる医学や社会の領域でクローズ・アップされていますので、学校や職場のメンタルヘルス、高齢者のメンタルヘルス、あるいはうつ病というタイトルを冠した研究会や研修会はとても多くなっています。

　特に最近は、自殺対策基本法（2006年施行）に基づく自殺予防対策の一環として、都道府県や政令市の医師会主催でうつ病診療技術向上研修会が開催されるようになり、そこで講師やファシリテーターとして来場する精神科医と知己の関係をつくることがで

きたり、その研修の場で紹介容易な精神科医リストをもらうことができます。このような関係をつくっておけば、いざという時に「自分がよく知っている精神科の先生だから、大丈夫ですよ」という安心メッセージを患者さんに伝えることができ、患者さんも安心です。

● **患者さんとの関係を維持する**

　患者さんを精神科に紹介する場合に精神科医がお願いしたいのは、その患者さんとの関係を維持することです。稀に患者さんのなかに、紹介元の医師から見放されたと思っている方があります。また、精神科への紹介を不本意に思う方もあります。患者さんを紹介する時には、できれば、「精神科を受診したあとに、どのように診てもらったか、報告しに来てください」とか「何か心配なことがあったらいつでも来てくださいね」などと声掛けをするとよいでしょう。うつ病患者さんは、さまざまな身体症状の訴えがあるので、実際に精神科から、紹介後も紹介元での身体的な検索や見立てについて、患者さんを介して紹介元に照会をすることが少なからずあります。また、実際に身体合併症をもっている場合には、通い慣れている主治医の元に続けて通うことができれば患者さんとしても安心でしょう。

Column 精神科？精神神経科？神経精神科？メンタルヘルス科？

　「精神科」と言う呼び名は医療者の間で定着していますが、実際に病院や診療所の標榜科名をみると、「精神科」以外に、「精神神経科」、「神経精神科」、あるいは「メンタルヘルス科」など、さまざまな名前が付けられています。これって…？と疑問に思うでしょうし、特に患者さんは戸惑うことでしょう。

　その昔、精神科、神経内科、そして脳外科は1つの診療科であり、そこから、少しずつ分離をしていきました。そのような歴史的な経緯があって、精神にしばしば「神経」が付随しています。また、精神は脳に宿ることから精神と神経・神経科学は不可分であると、「神経」にこだわりをもつ精神科施設が少なからずあります。しかし、厚生労働省は、医療機関が標榜する診療科名として広告可能なものとして「精神科」を提示しており、最も多くの精神科医が所属し、専門医を認定する日本精神神経学会は、専門医を「精神科専門医」としていることから、次第に「精神科」に診療科名称が収斂していくことと思われます。

領域別のうつ病診療
と必要な知識

第3章

1 勤労者のうつ病

Point

- 勤労者のうつ病診療に際しては、必ず業務について詳細に聞き取りをする
- 勤務を続けながらの治療の場合には、薬物副作用に十分に注意を払う
- 治療と業務のバランスに注意を払い、就業継続下の回復が不可能と判断される場合、業務上の支障が大きいと判断される場合には、患者さんに休養を勧める
- 患者さんの勤務先の就業規定をあらかじめ把握しておく
- 会社に提出する診断書記載や健康管理スタッフとのやりとりに際しては、患者さんに不利益が生じることのないように留意する

勤労者のうつ病診療に際して

　最近は、精神科以外の外来でも、勤労者のうつ病患者さんをみる機会が稀ならずあります。身体症状の訴えのなかに隠れたうつ病を見つけ出すことは、非常に重要です。その方法については第1章4，6に書きました。ここでは、そのような勤労者をみていく場合のポイントについて説明します。

　まず、勤労者のうつ病を診断したら、必ずその患者さんの職業と業務内容、そして業務上のストレッサーとその程度について尋ねましょう。勤労者の場合、業務上のストレッサーによってうつ病を発症した可能性が高いとはじめから想定して問診を行った方が取りこぼしが少ないと考えられます。

診療上の配慮

　勤労者のうつ病の場合も、もちろん標準的なうつ病治療を行いますが、特に配慮すべきこととしては、次のことが挙げられます。
①業務起因性の場合には、そのストレッサーの軽減を図る
②日中の業務への支障を最小限にするように薬物治療に配慮する（特に副作用としての眠気に注意を払う）
③夜間の睡眠時間の確保に最大限努め、患者指導を行う
④うつ病の病状と業務との相互性において、それぞれの悪影響

が看過できないと感じたならば、病気休暇を躊躇なく勧める
⑤病気休暇に至る可能性がある場合には、あらかじめ病気休暇と休職規定を患者さんに調べておいてもらう

診断書の作成

　病気休暇や休職の際には、主治医としての診断書を会社側から求められます。その場合は、もってまわったような状態像を記載するのではなく、標準的な精神医学診断に基づく病名標記をすべきでしょう。また、業務起因性が疑われる場合でも、はじめからそう決めてかかって診断書に記載することは避けましょう。たとえ主治医でも"業務上のストレスの関与等により"と書くことはできても、役職名や個人名、あるいはプロジェクト名などを挙げて"…のせいでうつ病に"などという書き方はできないはずです（これは、十分な精査をして、初めて検証可能な事柄です）。特に病状が短期的に終わらない場合に慎重に検討をしましょう。業務起因性が疑われた場合には、必ず、患者さんの言い分、職場の言い分、家族の言い分などをバランスよく聴いて、患者さんの全体像の理解に努めましょう。

病気休暇と休職の違い

　病気休暇が長期化した場合、会社の規定により休職手続きがとられることになります。この時によく知っておかなければならないことは、病気休暇は社員の権利ですが、休職は、「休職指示」や「休職命令」などと言われるように、会社の措置に当たるということです。つまり、休職を解除して会社に戻れるかどうかという点については、主治医の判断、産業医の判断、そして会社の判断などが絡みます。その意味で、主治医の責任は非常に大きいと言えます。

産業医や保健師との連携

　病気休暇をくり返したり、休職に入るような場合には、必然的に会社の産業医や保健師とのやり取りが生じます。主治医の診断書は、本人から直接、あるいは上司を介して産業医のもとに届けられます。そして、状況に応じて、主治医のもとに照会が為されます。主治医としては、診断、見立て、見込みなどを率直に伝えればよいのですが、気を付けなければならないことは、患者さんが不利益を被ることがないようにしなければならないということです。先に少し触れましたが、会社にはそれぞれ休職規定があります。主治医の安易な一言、診断書記載が、患者さんの復職困難

を決定づけてしまうことになりかねません。これはどの診療科でも共通ですが、第三者に患者さんの医療情報を伝える際には、患者さんの了承を得て、患者さんの同席のもとで、医学的に確実なことだけを、最小限伝えるというのが鉄則です。ただし、全体としてはわずかですが、なかには患者さんの回復、復職、そして長期就業のために全力で取り組んでいる会社もあります。そういう会社の健康管理スタッフと患者さんの支援に取り組むことは、医者冥利に尽きます。

Column 患者さんの言い分、会社の言い分

　患者さんから、発病の原因を、「上司のせいだ、ひどい上司だ」とか、「職場の問題だ」と聞くことがあります。しかし、私はそれをそのまま鵜呑みにせず、必ず状況を精査します。職場という組織は複雑ですが、患者さんを中心に考えた場合に、問題をおおよそ分類することができます。例えば、①業務量、②業務の質、③患者さんの業務能力（パーソナリティを含む）、④上司の管理能力、⑤職場の人間関係、⑥職場の健康管理体制となります。また、さらに付け加えると、⑦患者さんの生活環境、ということになります。簡単なことから実例を挙げると、純粋に、①が膨大だったり、②が大転換されてメンタルヘルス不調をきたしていることがよくあります。また、実は会ってみるととてもよい上司で⑥も手厚い場合があり、問題は③であったりすることもよくあります。

　私は、上司や健康管理部門の方とお会いする時には、自分が主治医である以上、やや患者さん寄りの立場で発言しますとお断りをし、しかし、患者さんに問題がある場合には、私自身がそれを指摘し、是正に努めることも約束します。そのためにも、当初は、患者さんの状況を傾聴し、まずは患者さんの言い分をある程度受容し、うつ病の症状の改善のための治療に集中すると説明します。そしてここでよく信頼関係を構築したうえで、主治医として患者さんの耳に痛いことでも助言や指示をしますと説明し、実際にそれを履行しています。また、これを効果的に行うためには、ある程度患者さんの回復が確認されたところで、率直に、患者さんに対して、「主治医として業務上の問題を自分の耳で確かめたい」、「それが、今後の復職や就業にとって重要では？」と伝えて、複数の面接により事実を正確に把握した後に、最終的には業務上のキーマンと本人を同席したうえでの問題点の確認と解決策の共有を行います。

　問題点は、大概は複合的だったり、患者さんと会社側の双方の問題であることが多いのですが、患者さんの側に健康問題とは関係のない勤怠問題があったり、業務に求められている課題に関して会社とズレがあることも少なくありません。これらの問題に対処するやりかたとして、上記のような方法をとると、患者さんと会社側の双方から信頼を得ることできるようです。

産業医などの産業保健スタッフと精神科医の連携

　本文で、「患者さんの回復、復職、そして長期就業のために全力で取り組んでいる会社もあります」と書きましたが、産業保健スタッフ個人で一所懸命に社員さんのために働いている方ももちろん少なくありません。一方で、産業保健スタッフと精神科医との連携は、あまりスムーズでない場合が多いと言えます。そこにはいろいろな要素があります。「精神の病気はわからない」と当事者と距離を置いてしまう産業保健スタッフ、専門家でないのにもかかわらず「なんちゃって…」などという診断レッテルを社員さんに張り付ける産業保健スタッフ、産業保健スタッフの精神科医への過度の遠慮、「休職＝会社が悪」という定式を信じ込み極端に患者さん寄りとなる精神科医、やみくもに「元の部署から異動させなければ復帰不可能」と診断書を書く精神科医などなど…。こうした実状が、関係疎遠につながり、患者さんを介した文書だけのやりとりとなり、余計に疎遠になるという悪循環になっていることが多いのです。

　筆者は、産業医と精神科主治医のどちらの立場にもなり得るのでお互いの感覚を理解しやすい立場にあります。産業医としては、勤怠不良の原因が健康問題であれば、その確認とアセスメント、そして治療経過の把握、主治医との連携、そして職場調整に全力を上げ、健康回復に支障をきたすような周辺問題にもアプローチを試みます。精神科主治医としては、職場起因性のあるなしや、患者さんを取り巻く環境をつぶさに調べながら疾病治療に責任をもちます。そして休職規定を確認のうえ、休職期間内に確実に復帰ができるようにと治療計画を立て、産業保健スタッフと連携します。

　このように、当たり前のことをそれぞれの持ち場でやればよいだけなのに、どうもお互いの現場のことを知らなさすぎるのが問題のように筆者には思われます。

第 3 章　領域別のうつ病診療と必要な知識

休職者のうつ病治療マネージメント

はっきり言って、休職者のうつ病治療マネージメントは難易度が高いと言えます。まず、それが業務起因性なのかそうでないのか、その見立てが難しく、多くの場合は複合的です。例えば、元来のパーソナリティ、職場での業務量や質の問題、職場での人間関係、そして家族内で抱えているストレッサーなどが、人それぞれのバランスで複合的に存在することが多いのです。これを、どのような優先順位で、どの程度のバランスで手掛けていくかというところにスキルが必要です。また、治療で目指すべきは、まずうつ病症状の改善で、その後は、家庭内での日常生活の回復→復帰訓練→通常業務時間内での職場復帰→本格復帰と進んでいきますが、その時々のアセスメントと指示が求められます。また、各段階ごとの患者さんの心理的葛藤というものがあり、主治医の助言や精神療法としては比較的高度なものが求められます。特に、休職してから病状が遷延する患者さんや、休職をくり返す患者さんは難しいと言えます。また、会社側が、精神疾患やうつ病への理解が乏しい場合や、あからさまに患者さんの権利が侵害される恐れがある場合には、主治医のスタンスにも工夫が必要となります。産業精神保健に通暁している精神科医は、実は数少ないので、そのようなスキルフルな精神科医を知り合いにもつことをお勧めします。

第3章

2 高齢者のうつ病

Point

- 患者理解と治療導入、そして鑑別診断のためには、まずは詳しい生活歴と現在の生活背景の聴取を行うことが重要
- 高齢患者さんではうつ病の一般症状を把握するのが容易ではなく、うつ病を見逃しやすい
- 最も鑑別を要するのは初期の認知症だが、臨床的特徴と神経画像所見などを併せて鑑別を行う
- 薬物の副作用が発現しやすいので、慎重に処方を行い、軽快するのを確認するまでは短い通院間隔で診察を継続する
- 多職種やさまざまな社会資源を活用したケア体制を構築してフォロー・アップを行う

高齢者とうつ病

　うつ病は、脳の機能障害によりもたらされる病的状態に他ならないわけですが、その発症状況には心理社会的な事柄が関与し、しかも1つの単純な理由だけでなく、ほとんどの場合に複合的な要因が絡んでいます。老年期は、身体の健康問題、家族状況の変化、人間関係の狭小化、経済的縮小、社会的役割の退潮など、さまざまな変化が訪れる時期です。またはじめに戻ると、脳そのものも身体臓器の1つなので、老齢化とともに衰えが生じ、脆弱化する人もあります。これらのことから考えると、高齢者は、うつ病にかかりやすい世代だということがわかります。超高齢化社会の真っ只中にある日本では、高齢者のうつ病を含め、高齢者の精神障害がさらに増加していくことが容易に想像できます。高齢者うつ病患者さんの診断や見立ては、多くの医師にとって避けて通れぬところとなるでしょう。

病歴の聴取の前に

　前述のように、高齢者のうつ病の診療に際しては、その高齢患者さんの置かれたさまざまな状況を広く見渡し、その患者さんの心理に悪影響を与え得る事柄についてさまざまな観点から確認をし、把握をしていかなければなりません。

年齢を重ねれば重ねるだけ、その人の人生はさまざまに広く枝分かれしていきます。ですから、高齢患者さん個人個人を、1人の医者の人生経験から理解することは、実はかなり難しいことです。したがって、その高齢患者さんがどのような人生を歩んできたのかというところを理解することが、他の世代の患者さんと比較してより重要になります。高齢者のうつ病の診療に際して、しばしば「認知症との鑑別が大事」と言われますが、そのことを考慮しても、やはり大事なのは、まず症候学よりも生育歴・生活歴の詳細な聴き取りということになります。

発病の契機

　高齢者のうつ病の発症契機は、前述の「高齢者とうつ病」で述べたさまざまな人生の変化や困窮から理解できる場合が多いですが、一方では、比較的単純な出来事や意外な事柄からうつ病が生じることもあります。例えば、酷暑のなか、熱中症に陥ったことがきっかけで、あるいは冬に風邪をこじらせたことがきっかけで、長く身体不調が続き、漸次、抑うつ状態からうつ病が生じるようなことがあります。手に入れたかったものが手に入らなかったり、叶えたかったことが叶えられないことで、絶望的となりうつ病を発症することもあります。あるいは、配偶者を失った悲嘆そのものよりも、むしろそれによる暮らし方の変化によって一気にうつ病を発症するようなこともあります。こういう発症の仕方は、も

しかすると、脳の脆弱性とも関係があるのかもしれません。

症候の特殊性

　高齢者のうつ病の診断も、やはり診断基準に照らして行うことが基本ですが、高齢者のうつ病症状やその経過は典型的ではない場合が多いので、精神科専門医でなければ見つけるのが困難です。うつ病症状の多くは、患者さんからの陳述をもって判断しなければならないのですが、うつ病の診断基準に書かれたことばでそのまま患者さんに質問をしても、まずそれは患者さん側にとっては理解しにくいことです。多くの場合、高齢者は、若者や勤労者世代と比べると比較的行動範囲が狭く、より変化の少ない暮らし方をしているので、そのなかでの抑うつ症状の消長について把握をすることは簡単ではありません。ですから、これまでのその患者さんの人生の流れを理解しておくとともに、患者さんの日常をよく見てきた人から情報をいただくこと（「この方は、もともとはどのように生活をされていたのでしょうか？」）が、うつ病の診断、見立てをするうえで欠かせません。

　また、高齢者のうつ病では、比較的、身体の症状が前面に出てきやすいのが特徴です。しかし、これは慢性の身体の疾病と見分けがつきにくいものです。

認知症との鑑別診断

　高齢者のうつ病診断でしばしば問題となるのは、認知症との鑑別です。古くからうつ病は、仮性痴呆などと言われて、その鑑別の困難性や必要性が言われてきました。うつ病は、その患者さんのあらゆる能力を低下させるので、同じように一度獲得した知的能力が低下していく認知症、特に初期の認知症との鑑別は簡単ではありません。

　臨床的な鑑別のポイントは、表のようなものが挙げられます。

表　うつ病と初期の認知症の鑑別

鑑別項目	うつ病	初期の認知症
発症のしかた	数カ月単位で症状がそろう。心理社会的要因が認められる	数年の経過で進行。心理社会的要因とは無関係
症状の変動	場所や物理的環境によってあまり変動しない。 朝方が症状が顕著であるなど、日内変動を認めることが多い	場所や物理的環境によって変動し、症状が顕著となる。症状の日内変動はあまりない
抑うつ症状	診断基準における一般症状を満たす。 対人関係に敏感である傾向	診断基準における一般症状を満たすことはない。精神不活発は目立つが、悲哀感は認めないことが多い、精神不活発。 自殺念慮は稀。 対人関係に無頓着の傾向
認知機能障害	昏迷状態の時を除いて失見当識は認めない。記銘力障害を認めても、実際には精神運動抑制や集中力の低下によるもので、遅延再生は一般に低下しない	失見当識を認める。遅延再生の低下をはじめ、各種神経心理学的テストで低下を認める

また、各種の神経画像（脳形態および脳機能）検査により、認知症の場合には、アルツハイマー型認知症、レビー小体型認知症、前頭側頭型認知症に比較的特徴的な所見が得られます。

　ただし、初診の時点で鑑別がなされればそれでよいということではありません。なぜなら、完全に鑑別をすることができずに暫定診断として経過観察を行ったり、あるいは治療に対する反応性をもって、いわゆる治療的診断を行う事例もあるからです。また、たとえ鑑別がついてうつ病と診断されたにせよ、その後、その患者さんが認知症を発症する可能性ももちろんあります。

薬物療法を行ううえでの注意

　一般に高齢者は薬物への応答性が強く、副作用を生じやすく、また、身体合併症が潜んでいる場合もあるので、より処方には慎重でなくてはなりません。漫然と薬物を投与していると過鎮静や重篤な副作用が生じることがあるので、軽快を見届けるまでは通院間隔を長く置かず、比較的に短い間隔で診療を継続すべきです。また、抗うつ薬や睡眠薬の副作用で眠気、ふらつきが生じると、即このことが転倒・転落による骨折などにつながることがあるので、処方の際には、家族に心理教育と薬物治療に関する説明を念入りに行い、見守りを依頼しなければなりません。そもそも、服用方法の誤り（飲み忘れ、規定以上の服用）の懸念も伝え、薬物の管理をも家族に依頼することが望ましいところです。

ケアの体制づくり

　高齢うつ病患者さんの治療とフォロー・アップに際しては、患者さんの生活支援をも念頭に見守り体制を構築することが大切です。当然のことながら、うつ病の発症に関連する生活状況、うつ病罹患の辛さ、そしてうつ病症状による生活の困難性、通院の利便性や通院手段の確保、そして薬物の管理や副作用のマネジメントなどを考えると、高齢うつ病患者さんが病気を乗り越えていくことは大変なことです。そこで、家族の疾病理解と見守りに加えて、介護保険の活用、訪問看護の導入、あるいは民生児童委員への協力の依頼など、できるだけ見守り体制の厚みを増やしていきましょう。

第 3 章

学生のうつ病

Point
- 学生のうつ病診療に際しては、必ず学業や就職活動の状況について詳細に話を聴く
- 若年の発症であることを考慮し、生い立ちや家族背景について詳しく話を聴く
- 指導教員や学務課の学生支援担当事務員、学校医、保健管理センターなどとの連携に努める
- 抗うつ薬によって、むしろ自殺念慮などが惹起される可能性があるので、慎重なモニタリングを心掛ける
- 出来る限り保護者からの治療同意を得て連携を図る

学生のうつ病診療に際して

　ここで対象とするのは、大学生や短大生、専門学校生、あるいは大学院生などのうつ病診療についてです。児童や思春期のうつ病は、精神科のなかでもかなり専門性が高く、高度応用問題になるので、プライマリ・ケア医や精神科専門医以外の先生は、潔く児童・思春期精神科にご紹介することをお勧めします。

　そうはいっても、専門教育を受けている学生にもその学生たちの特有の背景があり、診療の進め方にも特別な配慮を要します。

　まず、当然のことながら、勤労者や高齢者の診療のところでも述べたように、身体症状の訴えのなかに隠れたうつ病を見つけ出すことは、非常に重要です。また、学生のうつ病を診断したら、必ずその学生の学部や学科、所属ゼミ（あるいは配属研究室）について尋ね、その状況について聴いてみましょう。それから、重要なのは、部活やサークル、および友人や交際相手との人間関係です（もちろん、ゼミや研究室の人間関係も重要です）。また、若くしてうつ病に罹患しているということは、生い立ちの部分や最近の家族状況において何かしら苦労を背負ってきている可能性も大です。

問診から見えてくるもの

　問診から見えてくるものはさまざまです。私の精神科外来や大学保健管理センターでの経験から言えば、例えば1年生に多いのは、入学前後の生活・学習環境の激変によるストレスです。最近では、「友人ができない」とか、「友人と比べて自分に自信がもてない」ということで孤立がちとなる1年生が少なくありません。4年生に多いのは、やはり就職の悩みと、卒業論文や卒業実験などでの躓きです。就職については、部活に最後の最後まで没頭して活動に乗り遅れてしまう学生、いくつもの会社の就職試験を受けて連敗し続ける学生、学問の厳しさに対して高を括っていて卒業困難という現実を突きつけられる学生などです。恋愛関係で挫折する学生も少なくありません。貧困や虐待などの過酷な生い立ちの歴史をもつ学生もいます。そして経済的なやりくりが大変で、学業に専念し切れない苦学生もいます。

診療上の配慮

　大学生などの若者であれば、薬物療法も含めてほぼ標準的なうつ病治療を行いますが、特に配慮すべきこととしては、次のことが挙げられます。①学費を払っている親（保護者）との接触を検討する、②学生の抱えているさまざまな苦境の軽減のために、担

任教官や、保健管理センター、学校医、あるいは学生相談室との連携を試みる、③日中の学業への支障を最小限にするように薬物治療に配慮する（特に副作用としての眠気に注意を払う）、④夜間の睡眠時間の確保に最大限努め、アルバイトの制限やネット・サーフィンの中止などを含めて生活指導を行う。

薬物治療における注意事項

　未成年に抗うつ薬を使用する際には、より慎重さが求められます。先行研究で、一時期、児童、および若年者に対する抗うつ薬の効果が明らかではないとするものや、むしろ自殺関連行動を惹起するといったものが続きました。現在では、むしろそれが原因で児童・思春期の抗うつ薬治療控えが、その世代の自殺を増やしているという意見もあります。児童などに対する抗うつ薬の使用法やその効果の判定には、まだ研究の余地が多く残されています。大切なことは、どのような事例にも言えることではありますが、抗うつ薬の投与は慎重に行い、また、気になる事例では頻回の再来勧奨とモニタリングをしましょう。

親（保護者）との連携

　学生は、未成年者や成人、社会人大学院生などさまざまですが、未成年であっても、とりあえず診療を断ることはせず、できるだけ問診を行うよう努めましょう。そのうえで、できる限り、親、あるいは保護者に見立てを伝え、治療を行うのであればインフォームド・コンセントを得ましょう。精神科医に紹介をする場合でも、紹介状1枚を学生にもたせるのではなく、可能な限り親・保護者を呼び、コーディネートしましょう。治療は、たとえいかなるものであっても介入であり、効果と副作用が考慮されますので、親・保護者との信頼関係構築に気を配りましょう。

学内資源との連携

　学内資源としては、前述したように、担任教官、学校医、保健管理センター、学生相談室などがあります。親の世代には想像しにくいことかもしれませんが、現代の大学の多くで、学年、あるいはクラス担任制が敷かれています。これは、少子化時代を迎えて学生をできるだけきめ細かく指導・支援するということで、良い大学＝指導のきめ細かい大学という図式で学校経営（学生集め）が行われている実情を反映しています。そのようなわけなので、メンタルヘルス不調を抱えた学生の支援も担任による支援の範疇

となります。しかし、一方で、メンタルヘルスに関して見識をもつ教員がどれほどいるかというと、あまり期待できないところなので、最も間違いのない連携先としては、保健管理センターということになります。たいていの場合、そこから学校医や担当精神科医、保健師、看護師などとつながり、学務担当の事務方などともつながります。学生に、保健管理センターへの相談を勧奨しましょう。かかりつけ医のもとには、大学から照会があったり診断書が求められたりするでしょう。

第3章

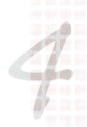

身体疾患に合併するうつ病

Point
- 脳以外の身体臓器にかかわる疾患で、うつ病を高率に合併するものがある
- 身体疾患に合併するうつ病では、身体疾患の治療的管理が重要である
- 軽度の意識障害や低活動型せん妄が、しばしばうつ病と誤診されることがあるので注意が必要である

うつ病を合併しやすい身体の疾病

　うつ病は、有病率の高い病気なので、多くの人が罹患する可能性のある病気といえますが、しばしば、精神疾患以外の、いわゆ

表　からだの病気に高率にうつ病が合併する

疾　患	合併率（%）
心疾患	17-27
脳血管障害	14-19
アルツハイマー病	30-50
パーキンソン病	4-75
糖尿病	9-26
悪性腫瘍	22-29
HIV/AIDS	5-20
疼痛	30-54

Evans DL, et al：Mood disorders in the medically ill：scientific review and recommendations. Biol Psychiatry, 58：175-189, 2005 より引用

る身体疾患にうつ病が合併します。特に表の病気にうつ病合併が多いことが知られています。

　脳の、「この部位が障害されるとうつ病になる」ということは明らかではありませんが、表のなかで、脳血管障害やアルツハイマー病、あるいはパーキンソン病などの脳の疾患は、うつ病の発病や症候にかなり直接的に関与していると考えられます。しかし、脳血管障害による身体機能の喪失やADLの低下、あるいは病識を有するアルツハイマー病患者の苦衷などが、心理的にうつ病の発病につながることは容易に理解できます。このように、脳ないし脳以外の身体臓器に伴ううつ病には、心理的な作用と、その疾病の臓器の障害に起因する作用の両方が影響を与えることが多いと言えます。

診察の際に留意しておくべきこと

　最も大事なことは、身体合併症の治療的管理です。これを治癒、ないしコントロールすることができれば、うつ病発症に至った元の原因を除去したり、症状を修飾する要因を軽減することができ、それがうつ病の軽快につながります。

　もうひとつ重要なこととして、身体合併症で入院をしている患者さんに言えることですが、入院を要するほど重篤、あるいは状態が不安定な患者さんは、軽度の意識障害の状態にあったり、あるいは当初は意識が清明であっても、入院中にせん妄などが発生することがあります。低活動型せん妄は、過活動型せん妄とちがってせん妄と気付かれないことが多く、しばしばうつ病と間違われてしまいます。意識障害がある患者さんの治療は、意識障害を惹起させる要因の除去や原因となる病態の治療が最優先となります。

　ここまで書いてくるとわかると思いますが、精神科の立場としては、意識障害の存在下では、患者さんをうつ病と診断することはできません。

第 4 章

ケーススタディ

※本章に掲載されている症例は、プライバシーに配慮し、実際の症例を改変して作成しています。

症例1 働く人のうつ病 その1
〜リワーク・デイケアを利用

　40代男性、会社員、勤続20年、妻と息子3人がいる。半年前に係長から昇進し、現場から事務中心の仕事となり、苦手なパソコンも扱うようになった。不安や疲れやすさを自覚し、前医でスルピリド（ドグマチール®）100 mg/日と抗不安薬でフォローされ、「休むと仕事に行きたくなくなるので休みたくない」と述べながら無理して仕事へ行っていた。しかし、症状は悪化し、出勤したが途中で帰ってしまうなど欠勤の日が増えた。会社の産業医が本人に主治医を変えるよう勧め、転医した。

　当院初診時、不安焦燥、意欲低下、記憶力や集中力の低下、過剰な緊張、自信喪失などを認めた。有給休暇を使って続けて休んでいたので、療養休暇（病気休暇）に切り替えるように勧め、本人の希望もあり診断書を作成した。息子が3人いて家で休めない状況であり、入院治療の提案をし、パロキセチン（パキシル®）を10 mg/日追加した。紹介した総合病院精神科に1カ月入院し、ドグマチール®は漸減中止、パキシル®は40 mg/日まで使用され、退院後は当院の外来に戻った。

　療養に専念し、十分量の薬物療法により症状の改善を確認したが、もともと対人関係が苦手であったことから、認知行動療法や

リラクゼーションなどを行っているリワーク・デイケアを紹介した。3カ月間のショートケアプログラムを利用し、その間に上司や産業医と職場復帰準備（ならし勤務など）の調整を行った。薬物療法は、パキシル®は40 mg/日で継続した。経過中、本人の強い希望により、上司や人事担当と相談し役職降格としてもらった。そのことで本人が安心したことも症状改善に大きく寄与した。

症例1のポイント

働く人の長期休職者が増加していることが社会問題になっています。たとえば地方公務員のここ15年の長期病休者の疾病分類別推移をみると、悪性新生物や循環器系疾患は横ばいないし右肩下がりですが、「精神および行動の障害」の患者数は、15年前の約

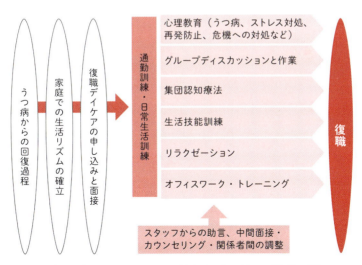

図　復職支援デイケア開始までの流れとプログラム構成の例

4.5倍、10年前の約2.1倍となっています[1]。休職者が生じると、必然的に同僚に業務負担が生じるため、職場がギクシャクしがちです。かといっても、中途半端な治療に終始してしまうと復帰しても再発をしてしまうことになります。また、せっかく症状が軽快しても、職場復帰のハードルは意外と高いもので、再び病休となることも多いです。大抵は職場内の調整を含め、産業医を含めた職場との連携が必須です。

近年、特に都市部においては、リワーク・デイケアまたは復職支援デイケアといったプログラム（図）を提供している医療機関があります。心理教育やグループディスカッションなどとともに、認知行動療法、リラクゼーション、SST（social skills training：社会生活技能訓練）などをプログラムに取り入れていることが多く、再発予防にも有効です。もしリワーク・デイケアが近くになければ、地域の図書館を利用して一定時間作業をする訓練や、スポーツジムの利用などを工夫してみましょう。軽いウォーム・アップにはなるでしょう。

文　献
1）地方公務員安全衛生推進協会：地方公務員健康状況等の現況．2014.11.（http://www.jalsha.or.jp/wordpress/wp-content/uploads/2013/11/H26kenkou-chousakekka-gaiyou.pdf）

症例2 働く人のうつ病　その2
〜休む場所

　50代男性、会社員、勤続30年以上のシステムエンジニア。10年前にうつ病にて精神科受診歴あり。今までシステムの保守担当だったが、半年前から開発担当となり、慣れない作業が増え、その1カ月後から寝付けない日が増えた。さらにその2カ月後に当地に単身赴任となり生活も変わった。半日休暇をとるなどして自己調整していたが、休むとその分仕事も滞り悪循環になってしまい、ついに仕事に行こうとしても体が動かなくなり当院を初診で訪れた。「周囲はサポートしてくれるが自分だけ役割が果たせない、期待に応えられない、開発は時間が問題なので取り返せないと思う」と述べ、不安焦燥、思考抑制、無価値感、不眠、決断困難、自責感などを認め、うつ病と診断した。躁状態の既往はなく、採血検査でも異常は認めなかった。エスシタロプラム（レクサプロ®）10 mg/日、エチゾラム（デパス®）0.5 mg/日を開始した。内服により、当初吐き気を感じたが、次第に消失した。引き続き薬物療法を続けるとともに、他県にある自宅で仕事を休んで療養してもらうこととした。心配なことがあれば電話再診にてフォローすることとし、自宅近くの医療機関への紹介状も念のために渡した。

1カ月後再診し、少し落ち着いた実感を述べ、表情も和らいでいた。単身でいると睡眠も不十分でリズムも狂うこともあるため、もうしばらく自宅で過ごすことにした。軽快に向かっているが回復不十分ではあり、レクサプロ®は15 mg/日に増量した。2週間後、睡眠もとれており体力が落ちない程度の散歩を促した。職場の労務規定と病気休暇で休むことのできる残日数を確認し、自宅で過ごすようにした。

　その後、筋力低下の自覚はあるが復職可能な状態と判断できる状態になり、復職可能の診断書を提出し、産業医面談の調整をした。職場へは、復帰直後は残業不可という内容の診断書を書いた。産業医面談の後に復職決定となり、定時勤務、出張なしの復職となった。職場では、仲間が気を遣って定時で帰れと言ってくれたという。はじめは本調子ではなく貯まっていたメールも読み切れなかったが、次第に以前のように仕事ができている実感をもつようになり、レクサプロ®を15 mg/日（4カ月後に10 mg/日）で継続とした。

症例2のポイント

　うつ病の治療は休養と薬物療法が基本ですが、どこで休養をとるかは重要です。この症例の場合は、単身赴任で食事も億劫になっていたため、自宅での休養を促しました。1人暮らしであると生活のリズムは乱れがちで食事も疎かになることが多いようです。人によってはアルコールやギャンブルに走る人もいます。逆に、自宅にストレスがあることもあり、その場合は症例1のように入院も選択肢になります。よく患者さんの話をきいて、この人にとっ

てどこが最も安全で、かつ本人も安心できるかを判断する必要があります。また、本症例の場合は職場に温かく迎えられましたが、そうではない場合もありますし、復職直後は、何千通（時には何万通）ものメールがたまっていることもあります。体力が十分ではないままだと、通勤電車が予想以上に辛かったということも多いです。復職前に、体力も含めた具体的な評価と準備が必要であるとともに、復職直後は緩やかなスタートとしておくことが望まれます。

症例3

働く人のうつ病　その3
～復職後のケア

　30代男性、会社員で10年以上勤続、電気機器設計の係長をしている。新製品の開発が複数あったが、不具合対応に人員が配置され、本人は開発部門で頑張り、他の人はトラブル対策に専念となった。仕事に追われる日々で助けが欲しかったが、他の人たちも手一杯で、本人の遠慮もあるが協力は得られにくく、残業や休日出勤が増える一方で、思うように仕事を片付けられない自分を責めるようになった。上司に相談したら負担軽減に理解を得られたものの、それについても申し訳ないと感じ、自分はこの仕事に向いていないとまで考えるようになった。ミスが出たときには転職も考えた。毎日ぐったりと疲れを感じ、不安でたまらなくなり、涙もろくなり、夜も眠れず食欲も落ちた。心配した実家の親に連れられて当院を受診した。

　うつ病と診断し、デュロキセチン（サインバルタ®）20 mg/日を開始し、不眠にはブロチゾラム（レンドルミン®）を処方し、実家で静養することとした。採血検査結果に異常はなく、躁状態の既往もなかった。1週間後に再診したが、涙は出ないものの疲れやすく、中途覚醒も多かった。2週間後、サインバルタ®を40 mg/日に増量した。3週間後になり、気分の落ち込みは減り、

話し方もしっかりしてきた。食事はとれていたが、不眠は続いており、不眠はうつ病の症状であると説明し、まだ回復不十分と評価した。サインバルタ®は60 mg/日まで増量し、睡眠薬はラメルテオン（ロゼレム®）8 mg/日や、クアゼパム（ドラール®）30 mg/日、レボメプロマジン（ヒルナミン®）2.5〜5 mg/日などを併用した。回復を確認するなかで、散歩などを具体的に指導した。

　治療開始2カ月後、復職可能であるが残業なしが望ましい旨を診断書に記載した。さらに職場と相談して、復帰後しばらくは週の半ばである水曜日に有休（半休）をとることとした。職場体制も、本人が創造的に動くのではなく、指示を受けて動く形とした。案件の1つは時期を見直すことになった。しばらくしてから慎重に本人の睡眠状況をみながら睡眠薬を漸減した。中途覚醒も増えることはなく、順調な経過であり、徐々に通常業務に戻っていった。

症例3のポイント

　本症例も比較的典型的なうつ病の方ですが、復職後の処遇として、残業や出張を制限するほかに、本人の残っている有給休暇を上手に利用する方法がとれました。職場は予定した休みであれば対応はしやすいのですが、朝に急に休まれると同僚や上司に影響が及ぶことが少なくありません。そのため本人にも病気の自己管理の一環として、予定休を上手に利用して、まずは突発休をなくすことを目標にしようと話すことは有効です。また、うつ病になってはじめて職場の職務規定を知る方も多いようです。有休が何日

残っているか、病気休暇は何日あるか、などのほかに、職場によっては休職中に慣らし勤務を実施するという制度がある場合もあり、事前に確認しておくことが必要です。

　また、原則として復職直後は薬物療法を大きく変更しないことが基本です。日中の眠気を訴える人もいますが、大抵は通勤やしばらくぶりの仕事による疲れの場合が多いです。そのためその段階で薬の副作用と考えて減量すると、病状が悪化する恐れがありますので、慎重に見極めることが必要です。

Column 働く人のうつ病のコメントと具体的な投げかけ方

- 休養中はできれば家族と一緒。本人が休める場所で。

  「ご自宅が休めればそれが一番いいし、嫁姑問題など何らかの理由でそれが難しければ入院するのもよい方法ですよ」

- 抗不安薬やスルピリド（ドグマチール®）も適宜使用してよいですが、治療経過とともにそれらは漸減します。抗不安薬については、治療の早い段階で依存性や習慣性の話に触れておくと抗不安薬も増えにくいでしょう。

  「抗うつ薬は効果が出るまで少し時間がかかるので、最初のうちは比較的すぐに効果の出やすい抗不安薬を使います。でも抗うつ薬が効いてくると必要なくなってきますし、あまり長期にわたって使うと抗不安薬に依存的になることもあるので減らしていく予定です。抗うつ薬にはそれはないので大丈夫です」

- 復職可能な病状になり、本人はすぐに戻れると考えていても実際は会社の手続き（産業医面談や復職判定会議などがある場合もある）が必要なことが多いです。

  「（ある程度回復した段階で）復職の方法は企業によってさまざまですので、事前に聞いておくとよいですよ」

- 復職の仕方は柔軟に。リワーク・デイケアの検討や職場との調整を。流れとしては、休養、自主的リハビリ、（リワーク）、（慣らし勤務）、復職（残業・休日出勤なしの制限勤務）、徐々に残業月10〜20時間程度に、ということが多いです。

  「うつ病が治っていても、復職すると体力的に続かない人も多いです。治療の後半はリハビリが大切です」「うつ病が治っても同じ職場に戻れば同じ反応が出るかもしれません。薬を飲んでいるので全く同じにはならないでしょうが、環境を調整することや、相談できる人をつくること、ご自身の対処方法を強化することは、再発しないために大切です」

- 投薬期間については、治ったらいずれ薬は減らせると話すことで安心してもらえます。良くなっても再発予防のため半年から1年は続けると説明します。

「治っても1年以内は再発しやすいことが知られているので、予防（保険）として念のため薬は続けておいた方が無難です。少なくとも半年は続けましょう」「しばらくはいろいろとストレスになりますので薬は変えない方がよいです。軌道に乗ったらだんだん減らしていきましょう」

症例4

高齢者のうつ病
～認知症との鑑別が重要

　70代男性、大学卒業後60歳まで役所で働き、その後地区センターで勤務し65歳で退職した。2人の子供は独立し妻と2人暮らし。高血圧がある。元来几帳面で責任感が強く、人から頼まれると断れない性格だった。

　半年前に所属している地域の某研究会の会長から、夏の発表会の発表予定者が入院したため代わりに発表してほしいと依頼され、引き受けた。発表の準備に打ち込み、精力的に取り組んだ。発表会は無事終わったが、その後食欲がなくなり5kgほど体重減少し、近医内科を受診したが異常は指摘されなかった。中途覚醒や早朝覚醒が目立つようになり、空しい気持ちになった。自分の痩せている姿が不安で怖くなり、一層食欲もなくなった。大好きな孫が来ても、煩わしく感じ応対できず、テレビの音もうるさく感じ、何にも興味をもてなくなった。自分で考えたことに確信がもてず苦しく感じ、何もできない日々が続いた。妻に伴われ当院初診となった。

　初診時は、うつむき加減で、不安げな表情。抑うつ気分、興味の喪失、易疲労、精神運動抑制、悲観的な見方、無価値観、睡眠障害、食欲低下、体重減少（約10kg）を認めた。神経学的には

異常所見は認めず、長谷川式簡易知能評価スケールでは29点、MMSEでは30点であった。採血検査上、甲状腺機能低下などの異常所見はなかった。

　うつ病と診断し、薬物療法は、食欲低下や睡眠障害が目立つこともあり、ミルタザピン（リフレックス®）15 mg/日で開始した。睡眠や食欲が改善し、治療開始1カ月後には話し方が円滑になり、妻からみても会話が増えた。その後、徐々に日常を取り戻していった。

症例4のポイント

　メランコリー性格で荷下ろし的な要素の強い、比較的典型的なうつ病の患者さんでした。高齢者の場合、鑑別として認知症を常に考慮しなければなりません。抑うつが認知症の初期症状であることはとても多いです。本症例の場合は、認知症は否定的で、抗うつ薬の定型的な治療で回復しました。

症例5

身体症状が目立ち他科を転々としたうつ病（仮面うつ病）

　45歳男性、会社員。元来真面目で几帳面。寡黙で、優しく、人に気を遣う人だった。主訴は、頭が締め付けられる、ボーっとする、めまいがするというもので、多彩な身体症状を訴えた。

　2年前から仕事量が増え、1年前から、後頭部痛、めまいが出現した。耳鼻科や脳外科を受診し、精査を行ったが問題ないと言われた。その後も頭部絞扼感が持続したため、内科を受診した。エチゾラム（デパス®）が処方され、肩こりは改善したが、頭がボーっとするようになった。好きな本を読んでも楽しめず、食事量は低下し、体重は7 kg減少し、中途覚醒も出現した。パロキセチン（パキシル®）が処方されたが、吐き気が出現したためすぐに中止し、デパス®のみが継続された。医師の勧めで休職したが、無理をして運動や片付けをし、疲れやすさも自覚し、次第に希死念慮も生じたため、精神科に紹介となった。

　うつ病（中等症）と診断し、治療方針として、入院により休養のとれる治療環境の提供と、うつ病の心理教育を行い、十分な薬物療法を行うことにした。ミルナシプラン（トレドミン®）を少量（25 mg/日）から開始した。消極的ではあったものの自殺念慮を認めたため、自殺予防のための心理教育を行った。入院後、ト

レドミン®を 100 mg/日まで増量した。次第にめまいや頭重感といった身体症状も軽減した。1カ月で退院し、自宅療養とした。

外来では、入院前よりも明らかに改善した自覚はあったが、復職の不安は続き、頭がボーっとする感覚も若干続いていた。トレドミン®からフルボキサミン（デプロメール®）150 mg/日への変更を行ったところ、自覚症状は改善し復職した。短縮勤務から開始したが、現在は以前と同様の勤務時間で働いている。

症例5のポイント

身体症状でうつ病が隠されることも多く、仮面うつ病といわれることもあります。うつ病と診断された人の初診診療科は、内科（64.7％）、婦人科（9.5％）、脳外科（8.5％）など、精神科（5.6％）以外が多いという報告もあります[1]。うつ病の治療につなげるためには、うつ病をまず疑うことが必要です。また、抗うつ薬は効くまでに時間がかかり、先に副作用が生じることが多いのですが、十分な説明を行い、単剤治療を原則に、ガイドラインに沿って治療することで多くは回復します。

文　献
 1) 三木治：プライマリ・ケアにおけるうつ病の治療と実態. 心身医学, 42：586, 2002

症例6 **抗うつ薬によって躁転した一例**
〜実は双極性障害

　50代男性、プロスポーツ選手兼スポーツ施設支配人。主訴は、体力が落ちて回復しないというものだった。大学卒業後、一念発起してプロスポーツ選手を目指し就職、その後プロに合格し、40代からは施設の支配人を任され、熱心に働いた。50代から職場が変わり、早朝から施設管理、労務管理、研修や指導と多忙だった。元来がまん強く努力家で仕事に誠実、几帳面で細かい性格だった。

　5年前より糖尿病でA医院に通院していたが、半年前から、息苦しさ、発汗、ほてりなどを自覚していた。糖尿病の悪化の心配が募り、食事・運動療法を努力した。糖尿病の血液データは明らかに改善していたにもかかわらず、倦怠感や不快感が続き、抑うつ的になっていった。孫と会っても喜びを感じず、好きなテレビもうるさく感じた。不眠、希死念慮も生じ、さらに、「この状態は以前夜間に受診した救急病院の点滴に毒が入っていたからだ」と妄想を抱いた。精神科クリニックを受診し、投薬を受けたがきちんと服用せず、総合病院精神科に紹介され入院となった。

　入院当初は不安焦燥が強く歩き回っていた。薬物治療として、ブロマゼパム（レキソタン®）6 mg/日と、抗うつ薬としてパロキセチン（パキシル®）は30 mg/日まで増量し、妄想に対しては

ペロスピロン（ルーラン®）を少量（8 mg/日）使用した。

　抑うつ症状は1カ月後には改善したが、多弁傾向となり、病棟看護師に軽口を言ったりむやみに手に触れたりするなど、明らかに普段とは異なる状態となった。躁転のリスクはすでに説明してあり、本人も自覚し自制はしたものの自制しきれなかった。軽躁状態と診断しパキシル®は1週間で10 mgずつ漸減中止し、炭酸リチウム400 mg/日を開始し、その後、血中濃度が適正であることと精神状態の安定を確認した後に退院となった。

　その後も外来でフォローした。もう1度軽躁状態が出現したものの、職場の産業医に病状を説明し理解が得られ、薬剤の調整を行い、勤務を継続することができた。

症例6のポイント

　うつ病とみえても、実際は双極性障害のうつ状態のこともあります。その場合の治療は、気分安定薬が主剤となるなど、治療方針が大きく異なるため診断が非常に重要です。また、妄想を伴う場合、抗精神病薬を用いることもありますが、多くの抗精神病薬には気分安定効果もあります。

症例7 自傷をくり返した症例 〜自殺のリスクアセスメントと治療的対応

　30代女性。高校生の時から、友人関係の悩みと家庭内の問題が重なり手首自傷行為があった。大学卒業後、就職し一人暮らしをはじめた。交際相手のことで悩むようになり、精神科に通院したが、処方薬を過量服薬することがあった。その後通院を続け、比較的安定し、通院も中断した。再就職し、30歳時に上司との関係がうまくいかず、しばらくして不眠や抑うつ症状が顕著となり、再び他院精神科に通院するようになった。状態はあまり改善なく、31歳時に過量服薬をし、救急病院に搬送された。翌日精神科受診時には希死念慮はないと述べ、不眠、抑うつを訴えたため、パロキセチン（パキシル®）やアルプラゾラム（ソラナックス®）、フルニトラゼパム（サイレース®）を追加処方され、帰宅した。しかしその1週間後、不安焦燥や絶望感が強まり、希死念慮が出現し、夜中に母親に「ごめんなさい、今までありがとう」とメールをして、手首自傷と大量飲酒をしたうえで市販薬を含めた過量服薬をした。母親が救急車を呼び、救命センターへ搬送された。救急医からは精神科への入院も提案された。本人は意識障害から次第に回復したが、早く家に帰らせてほしいと訴えていた。

症例7のポイント

　この症例では、診断はうつ病、気分変調症、双極性障害、パーソナリティ障害など考えられますが、ここで考えていただきたいのは、本症例の自殺のリスクと今後の対応です。自傷や自殺未遂歴があり、援助希求はみられるものの不適切な対処法をしています。孤立した状況にあり、対人関係で問題を抱えやすい傾向もあると思われます。救命センターで本人は家に帰りたいと言っているようですが、本人の状況は自殺企図前と変わっておらず、相談できる人が増えたわけでもありません。精神疾患についても軽快しておらず、前回の主治医の対応では防げなかったわけですから、このままではやはり再び自殺企図するリスクは高い状態だと判断せざるを得ないでしょう。入院させることも選択肢の1つですが、その前にもう少しアセスメントが必要です。何度も自傷や過量服薬をくり返すケースに対しては、ときどき「こういうひとは死なない」などと安易に判断してしまう人もいますが、それは大きな間違いです。未遂歴は、最大の自殺のリスク因子であり、本症例のように、自殺未遂行動をくり返していくうちに、自己制御を失うような、また自殺の確実性を高める行動になっていくことも多いようです。

　まずすべき対応としては、声かけと傾聴といった対応の基本を押さえつつ、リスクアセスメントと対応（＝治療）を並行して行っていきます。本人が目覚めたら、ねぎらいや傾聴を行いつつ、経緯や動機などについて、非審判的に、じっくり耳を傾け、受け止め、状況を把握します。傾聴しながら、まだ死にたい気持ちが続いているか尋ね、その程度や計画性などをアセスメントすること

も重要です（→第2章9）。「そのような辛い体験をしたのであれば、まだ死にたい気持ちは続いていますか？」「もしかして、助からなければよかったと思いますか？」「まだお気持ちは辛いままですか？」「また死ぬ方法を考えたりしますか？」などといった質問が有効かもしれません。気持ちの辛さがどのようなことか、どうすれば苦しさが取り除けるかを考えながら話をききます。

　リスクアセスメント後は、問題点を整理して、問題解決志向で対応していくことが望まれます。心理的視野狭窄に陥っている本人に対して、問題解決志向でかかわることは治療的です。たとえば、職場を突発的に休んだことに対しては、診断書を発行して休んでもらい、家族から会社に状況を伝えてもらうのもよいでしょう。上司がストレスということなので、まずはそこから離れることも必要です。職場の問題では、本人の問題もあることが多いのですが、はじめから本人に事実関係を問い詰めるようなことはせずに、後から客観的な情報を集めればよいでしょう。一人暮らしで孤独なことに対しては、まずは問題解決に一緒に取り組むことを伝え、安心感を届け、家族が本人にとって休まる場所である場合は、一時的にでも実家に戻ることを勧めるのがよいでしょう。同時に、精神科主治医に状況を適切に伝える必要があります。紹介状を作成し、受診の際には家族に付き添ってもらいましょう。事前に電話を入れて、別に時間枠をつくってもらう工夫も必要かもしれません。場合によっては、専門機関・相談窓口を伝え、実際に活用できるように説明することが必要かもしれません。自殺未遂後の患者さんの対処としては、このようなケース・マネージメントが重要です。

中学生のうつ病
～児童の特徴と治療上の注意点

　児童精神科初診時中学3年生の女子。小6の時に整形外科的疾患に罹患し、体育の授業などは見学、コルセットをして寝るようになり、不自由さを常に感じていた。中1から疲れやすさや食欲低下が出現し、人混みに苦手意識をもつようになったが、環境の変化のためだろうと思われていた。登校はしていたが、寝つきの悪さを感じ、希死念慮を感じたこともあったが、そのような気持ちが過ぎ去るまで我慢していた。中2時に吐き気を生じることが増え、小児科で対症療法がなされたが、月経も不順だったため婦人科にもかかり、漢方薬による治療で不眠と不安についてやや改善した。中3時に大好きだった祖父が亡くなり、ショックを受けた。登校はしていたが、勉強はやる気がなくなり、塾はやめ、友達との交流にも興味がもてなくなった。漫画は読むが、文字を書くことや線を引くのにも疲れを自覚した。婦人科医の紹介で児童精神科を初診。うつ病と診断され、セルトラリン（ジェイゾロフト®）25 mg/日から開始、慎重に25 mgずつ増量し、100 mg/日まで増量された。次第に表情は明るくなり、活発になった。高校へも進学でき、体力の低下は感じるため部活などには入らなかったが、電車通学もできている。

症例8のポイント

　こどものうつ病性障害の臨床的特徴として、抑うつ気分が表現されにくいこと、大人に比べて、不登校などの社会的引きこもりや身体的愁訴（頭痛や腹痛など）、いらいら感などが特徴的と言われています。中学生のうつ病の症状として、易疲労感（75%）や興味・喜びの減退（69%）、食欲・体重減少（56%）、焦燥・精神運動制止（50%）、集中・決断困難（50%）、自殺念慮（31%）、といった症状が高頻度であるという報告があります[1]。不眠や食欲低下ではなく、過眠や過食を伴うことも少なくありません。

　こどものうつ病の場合、薬物療法をする場合は、SSRIが第1選択となることが多く、アクチベーション症候群が比較的少ないだろうという意味で、セルトラリン、フルボキサミンが選ばれることが多いようですが、いずれにしても慎重な投薬が必要です。2003年に英国医薬品庁で、パロキセチンの児童青年期の臨床試験で自傷や自殺念慮が非常に増えたということで、18歳未満の投与は禁忌とされたこともありました（2005年に禁忌から警告に変更）。2013年以降、日本ではすべての新規抗うつ薬について18歳未満の患者で有効性が確認できなかったという報告があるため、投与する際には慎重に検討するということが追加されています。こどものうつ病の場合、学校や教育機関との連携が必要になることも多く、また発達の観点から考える必要もあることなどから、可能であれば児童精神科の専門医に紹介することが望まれます。

文　献
　1）佐藤寛，他：一般中学生におけるうつ病の有病率：半構造化面接を用いた実態調査．精神医学，50：439-448，2008

症例9　抗うつ薬中断後の断薬症状

　50代女性。まじめで几帳面、双極性障害の遺伝負因はない。慢性の身体合併症の治療に伴う不安感や睡眠障害を生じ、総合病院精神科に初診となった。うつ病と診断され、フルボキサミン（ルボックス®）75 mg/日により比較的すみやかに軽快し、もともと行っていたボランティア活動も再開した。しかし、身体症状が悪化し、緊張感のなかで毎日を過ごすようになった。徐々に気持ちが沈み、食欲も低下し、億劫感が強くなった。身体的な病状や1人で家にいることの不安感も強くなり、精神科に任意入院となった。

　入院時、精神運動抑制、意欲や興味の減退、易疲労、決断困難、日内変動、食欲低下を認めた。すでに外来で開始され、増量していたフルボキサミン（ルボックス®）100 mg/日の継続投与にて経過を観察した。抑うつ症状の経過は良好であったが、入院後約1カ月後のスクリーニング検査にて、好中球分画が17％と減少していることがわかり、治療経過上、フルボキサミンによる好中球減少症と考えられたため、フルボキサミンを中止した。同剤の中止のみで好中球は順調に回復した。中止後翌々日より悪心嘔吐が出現し、その後、入眠障害が生じ、さらに眼瞼痙攣、眼の奥の痛み、頭痛、四肢のしびれ感が認められた。しばらく気分の変動が

みられたが、気分安定薬である炭酸リチウムにより改善し、退院後は外来で治療を継続し、安定している。

症例9のポイント

　抗うつ薬の断薬症状として、さまざまな症状が生じることが知られています。三環系抗うつ薬の中断による症状として、Dilsaverら[1]は、吐き気などの消化器症状、睡眠障害、アカシジアやパーキンソニズムなどの錐体外路症状、逆説的な軽躁または躁状態があると報告しています。SSRIについては、パロキセチンでの報告が比較的多く、Zajeckaら[2]によれば、SSRIの中断により生じる頻度の高い症状として、めまい、ふらつき、不眠、倦怠感、不安焦燥、吐き気、頭痛、知覚異常があります。本症例では、フルボキサミンを中断後に、悪心や頭痛、不眠、知覚異常などの断薬症候群と思われる症状が認められました。

　断薬症候群の予防としては、投与薬物をゆっくり減量することが基本となります。例えば10 mg錠しかなかったパロキセチンの5 mg錠が発売された理由の1つは効果的な減量のためです。本症例の場合のように、副作用の性質上、漸減をできないこともあり、断薬症候群を完全に回避することは困難ですが、断薬症状というものを知り、できれば患者さんにも説明しておくことが望まれます。

　文　献
  1）Dilsaver SC & Greden JF：Antidepressant withdrawal phenomena. Biol Psychiatry, 19：237-256, 1984
  2）Zajecka J, et al：Discontinuation symptoms after treatment with serotonin reuptake inhibitors：a literature review. J Clin Psychiatry, 58：291-297, 1997

症例10　ステロイドによる精神病性障害、うつ病性障害

　40代女性。全身性エリテマトーデス（SLE）と診断され、病状悪化に伴いステロイドパルス療法が行われたが、幻聴や興奮が出現した。ステロイド精神病が疑われ、プレドニゾロン（PSL）を40 mg/日に減量したが、抑うつ気分、罪業妄想、焦燥感が出現し、その後著しく発動性が低下した状態となった。ペロスピロン（ルーラン®）を中心に薬物療法を行ったが、悪性症候群をきたし投薬を中止、PSLを15 mg/日まで漸減したにもかかわらず、症状は遷延したため、精神科に入院となった。SLEの増悪はなかったが、これ以上のPSLの減量はSLE悪化のおそれがあり、腎不全や悪性症候群の既往のため、免疫抑制薬への変更や十分量の向精神薬投与は断念し、修正型電気けいれん療法（modified-electroconvulsive therapy：mECT）を施行した。複数回の施行により症状は改善し、mECT終了後からクエチアピン（セロクエル®）とミルナシプラン（トレドミン®）による薬物療法を慎重に開始し、情動安定をみている。

症例10のポイント

　ステロイド治療を機に、妄想を伴う重度の抑うつ症状を呈した

症例です。このような場合、内科と精神科の連携が非常に大切となります。薬物療法が困難な場合、本症例のように修正型電気けいれん療法が選択されることもありますが、慎重に適応を判断します。

Column 修正型電気けいれん療法

　電気けいれん療法は、頭部に数秒間の通電をすることで人為的に脳内の電気活動を誘発し、脳の機能を改善しようとする歴史ある治療法です。修正型でない場合、治療によりてんかん発作と同様の強直間代けいれんが全身に生じてしまいます。修正型電気けいれん療法では、麻酔科医と協力して全身麻酔下で筋弛緩薬を用いて電気けいれん療法を行うため、「けいれん療法」と言っても全身のけいれんは生じず、骨折や脱臼といった合併症を予防できます。

　うつ病や双極性障害、統合失調症などの治療に用いられることがありますが、その適応については慎重に判断がなされます。通常、薬物療法で治療困難となった場合に検討されますが、精神的あるいは身体的な観点から迅速な治療効果が必要な場合に行われることもあります。

　この治療をする場合、通常は週に2〜3回ずつ、計5〜12回程度施行されます。電気けいれん療法がどうして効くのかは解明されていませんが、効果があることはこれまでの研究により明らかにされています。劇的に効果があることも多くみられますが、効果が持続しない場合もあります。副作用として、頭痛や吐き気、記憶障害がありますが、通常は一時的です。心疾患のある場合には心臓合併症の危険性は増加します。最も重篤な副作用は死亡ですが、5万治療回数に対して1回以下であると報告されています。なお、2002年に認可された短パルス矩形波刺激装置（サイマトロン）は、通電量をデジタルに調整でき、記憶障害の発生を最小限に抑えるとされています。

症例11 アルコールとうつ病
～うつ病に隠された問題

　40代男性、会社員、勤続25年、妻と子供2人との4人暮らし。3カ月前に、部署異動となった。また、2カ月前に、実母が脳出血のために死去した。その後より、不眠や倦怠感を訴えるようになり、本人のみで近医内科クリニックを受診した。同クリニックでは、不眠や倦怠感に加え、抑うつ気分や意欲低下などを認めたため、うつ病と診断し、セルトラリン（ジェイゾロフト®）とラメルテオン（ロゼレム®）を開始した。2週間後の再診では、「薬をもらっても、全然眠れない。だるさも変わらないし、気分も良くない。仕事に行くのもやっとだ」と話したため、セルトラリン（ジェイゾロフト®）を増量し、ブロチゾラム（レンドルミン®）を追加処方された。しかし改善なく、妻に促されて精神科を受診した。妻によると、本人はもともと毎日ビール1,000 mLを飲んでいたが、2カ月前よりビール2,000 mL程度を飲むようになっているとのこと、また、セルトラリン（ジェイゾロフト®）は時に内服し忘れているとのことであった。うつ病治療のためには、断酒する必要性があることを伝えた。本人も、「酒のせいでうつ病が悪くなっている可能性があるとは知らなかった」と話し、その後は飲酒をやめた。その後は、睡眠も改善していき、抗うつ薬の内服

を忘れることも減っていった。抑うつ気分や意欲低下、倦怠感等も改善していき、現在は問題なく勤務できている。

症例11のポイント

　うつ病とアルコール依存症、またはアルコール問題が合併することは、よく知られています。この症例でも、アルコールによってうつ病が遷延化していました。アルコール摂取をやめることにより抑うつ症状も改善していきました。アルコールについての指導をする際は、断酒を勧めることは必要なことですが、決して威圧的になることなく、自記式スクリーニングテストAUDIT（表）等を用いるなどして、患者本人もアルコール問題について認識できるようになることが重要です。

　AUDITにおいて、8点以上で問題飲酒と判定されます。15点以上でアルコール依存症が疑われると判定され、専門医療機関の受診が勧められます。また、アルコールの問題が大きい場合には、家族に対して、精神保健福祉センターに相談を勧奨することも有効と思われます。

表　AUDIT

1	あなたはアルコール含有飲料をどのくらいの頻度で飲みますか？ 0点：飲まない　1点：1カ月に1度以下　2点：1カ月に2〜4度 3点：1週に2〜3度　4点：1週に4度以上
2	飲酒するときには通常どのくらいの量を飲みますか？〔1ドリンク：ビール中瓶半分（250 mL）、日本酒0.5合、焼酎（25度）50 mL〕 0点：0〜2ドリンク　1点：3〜4ドリンク　2点：5〜6ドリンク 3点：7〜9ドリンク　4点：10ドリンク以上

3	1度に6ドリンク以上飲酒することがどのくらいの頻度でありますか？	
	0点：ない　1点：1カ月に1度未満　2点：1カ月に1度	
	3点：1週に1度　4点：毎日あるいはほとんど毎日	
4	過去1年間に、飲み始めると止められなかったことがどのくらいの頻度でありましたか？	
	0点：ない　1点：1カ月に1度未満　2点：1カ月に1度	
	3点：1週に1度　4点：毎日あるいはほとんど毎日	
5	過去1年間に、普通だと行えることを飲酒していたためにできなかったことが、どのくらいの頻度でありましたか？	
	0点：ない　1点：1カ月に1度未満　2点：1カ月に1度	
	3点：1週に1度　4点：毎日あるいはほとんど毎日	
6	過去1年間に、深酒の後体調を整えるために、朝迎え酒をせねばならなかったことが、どのくらいの頻度でありましたか？	
	0点：ない　1点：1カ月に1度未満　2点：1カ月に1度	
	3点：1週に1度　4点：毎日あるいはほとんど毎日	
7	過去1年間に、飲酒後、罪悪感や自責の念にかられたことが、どのくらいの頻度でありましたか？	
	0点：ない　1点：1カ月に1度未満　2点：1カ月に1度	
	3点：1週に1度　4点：毎日あるいはほとんど毎日	
8	過去1年間に、飲酒のため前夜の出来事を思い出せなかったことが、どのくらいの頻度でありましたか？	
	0点：ない　1点：1カ月に1度未満　2点：1カ月に1度	
	3点：1週に1度　4点：毎日あるいはほとんど毎日	
9	あなたの飲酒のために、あなた自身かほかの誰かがけがをしたことがありますか？	
	0点：ない　2点：あるが、過去1年にはなし　4点：過去1年間にあり	
10	肉親や親戚・友人・医師あるいはほかの健康管理に携わる人が、あなたの飲酒について心配したり、飲酒量を減らすように勧めたりしたことがありますか？	
	0点：ない　2点：あるが、過去1年にはなし　4点：過去1年間にあり	

AUDITの点に合わせた対策、方針

AUDITの結果	判定	対応
0〜7点	問題飲酒ではないと思われる	介入不要*
8〜14点	問題飲酒ではあるが、アルコール依存症までは至っていない	減酒支援を行う*
15〜40点	アルコール依存症が疑われる	専門医療機関の受診につなげる

文献1より引用
*著者注：うつ病等の精神疾患を併存している場合には、断酒が望ましい。

文　献

1）保健指導におけるアルコール使用障害スクリーニング（AUDIT）とその評価結果に基づく減酒支援（ブリーフインターベンション）の手引き：厚生労働省
（http://www.mhlw.go.jp/seisakunitsuite/bunya/kenkou_iryou/kenkou/seikatsu/dl/hoken-program3_06.pdf）

2）E-ヘルスネット　アルコールとうつ、自殺
（http://www.e-healthnet.mhlw.go.jp/information/alcohol/a-01-006.html）

※症例11の事例・解説を提供していただいた横浜市立大学医学部精神医学教室の井上佳祐先生に感謝いたします。

症例12 職場で問題視されていた うつ病の事例

　A電機メーカーに勤務する、38歳の男性。
　部署異動があり、業務内容が変わり残業が極端に増えた。半年ほどたったころから夜寝つきが悪くなり、明け方まで眠れず、出勤しようとしても朝方の不調から遅刻が多くなった。寝酒をして何とか眠ろうとしてもだめで、市販の睡眠薬を服用してみたが効果がなかった。やがて半休をくり返すようになった。上司からの勧めで社内健康管理室を訪れ、産業医面接の後に精神科クリニックを紹介された。うつ病の診断で治療が開始されたが、休職が必要との判断となり3カ月間の休職となった。その後、ならし勤務を経て復職した。復職後、年度が代わり、直属の上司が交代した。はじめ、上司から「休職したことは知っている。サポートをするから」と言われ、いろいろこまめに声をかけてもらい、ありがたいと思ったが、次第に細かな注意や指示が増えわずらわしくなり、出社するのが憂鬱になってきた。ある日、書類作成上のミスを叱責され、翌日、無断欠勤をした。その翌日は、出社後しばらくして社内健康管理室にやってきて、「休ませてほしい」と言い、1時間ほど横になり、保健師が血圧測定や問診を行った。男性は、疲れやすいなどと訴え、中途退社をした。翌日は、やはり時間通り

に起床できず、起きても頭重感が強く出社できなかった。その週末に、かかりつけのクリニックを受診した。主治医はうつ病の再発を考慮し、1週間の診断書を提出した。しかし、回復がみられないことからさらに休養期間を延長した。会社に診断書を届けにきた男性が健康管理室を訪れたので、保健師と産業医は、精神科かかりつけ医との連携を男性に打診した。男性がこれを了承したので、産業医から精神科かかりつけ医に照会状を送った。そこには、男性の診断と治療に関する問い合わせと、社内での男性の業務状況に関する報告が書かれていた。それによると、男性社員は健康状態が不良でないときも業務態度が芳しくなく、業務成績も不良であったという。前回、休職から復帰してからは、業務に対する意欲が認められず、休憩が頻回であったり、日によっては疲労した様子で業務時間中に居眠りをしていたこともあったという。また、同僚、後輩との雑談は多いが、業務上のことで人にわからないことを尋ねるということをあまりせず、書類作成上のミスや、業務の段取りが悪く、業務が常に滞りがちだという。

症例12のポイント

社内の健康管理室が、男性の上司から相談を受け、精神科かかりつけ医に照会してきたものと思われます。男性は、自分の不調と社内での立場をかかりつけ医に訴え、かかりつけ医もそれを鵜呑みにしていたので、会社からの報告を読んで驚いたことでしょう。この場合に主治医がすべきことは何でしょうか？

主治医は、まず男性から状態悪化の経緯について聴き、症状を把握します。いきさつがどうであろうとも、医学的にうつ病の再

発と診断されたなら、それに基づき、その重症度に応じた治療を実施します。状態が安定し、順調に改善すれば、会社の産業医や保健師との情報共有について男性に了承をとり、会社の言い分を聞きます。会社には会社の立場があり、社員に要求するパフォーマンスというものがあり、その対価として給料を支払っていますし、同じ部署において社員のパフォーマンスが著しく偏ってしまうのも好ましくないでしょう。ここでは、直属上司の人柄や態度、メンタルヘルスに関する知識についても十分な情報収集を行います。その上で、会社側に特段の問題がないとなれば、男性の言い分と会社の情報を突き合わせ、よく吟味し、食い違いがある点については、会社の立場に配慮しつつ男性にどうして食い違っているのかと、真っ正直に照会します。ある程度治療関係が成立し、信頼関係も醸成されていて、かつそこまで外堀を埋めた状態で本人と率直に話し合えば、患者さんも素直に語り始めます。その時点で、患者さんの業務に対する態度や作業能力、対人関係に問題があるとわかれば、それを修正していくことを確認します。次に、男性と社内健康管理室の両者を交えての精神科面接を行います。可能であれば、同時に、あるいは別の機会を設けて、上司を入れて面接を行います。

　主治医がすべきことは、まず診断を含めて見立てをしっかり行い、医学的に標準的な治療を実施すること、そして勤怠問題が、病気の影響によるものなのか否か、否であるのなら、どのような要因によるものなのかを判断し、これに応じた解決策と段取り、働きかけるべき相手を勘案して問題を解決していくことです。

症例13　がん患者のうつ病　その1
～痛みもうつ病の一症状

　60代男性、元銀行員。1年前に胸椎破壊像と縦隔腫瘍から形質細胞腫と診断された。多発性骨髄腫として化学療法を受け、腫瘍は縮小したが、胸椎圧迫骨折があり、姿勢保持困難となった。不眠などあり精神的にも参っている様子ということで、精神科に併診となった。

　初診時は、1日中臥床し、新聞も読めず、食事は1/4程度で、「必

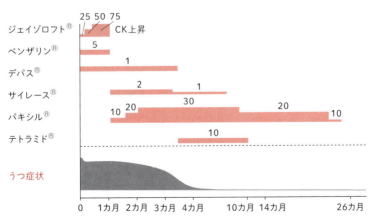

図　本症例の経過図
図中の数値は用量（mg/日を示す）

死に食べること自体がつらい」、「どんどんいろんなことができなくなる感じで本来の自分でない」と述べた。痛みを訴えるため、ペインクリニックにも併診を依頼したが、背部痛は背中全体に広がり、特定の神経根症状や支配神経を疑わせる所見に乏しいということであった。

　セルトラリン（ジェイゾロフト®）を開始したが、CKやAST・ALTの上昇があり、すぐに中止とした。パロキセチン（パキシル®）に変更し、増量したところ（図）、うつ症状は少しずつ改善し、治療開始3カ月後には、妻と一緒においしく食べられるようになり、食事量も増えた。「寝ているのはつまらん」と言って、書類を整理する気力が出て、さらに体力をつけねばと家の廊下を1,000歩往復するようになった。次第に体力もつき、散歩もできるようになった。「あきらめもあるけど、くよくよしなくなった。なんで俺がと思っていたけど、なるようにしかならん、受け入れざるを得ない」と述べた。その後原疾患の再発をくり返したが、以前のような気分の落ち込みまでには至らず、病状を受け入れる発言に傾聴を続けた。妻や実母を気遣う発言も多くなった。長い経過となったがうつ病は再発せず、原疾患により死去した。

症例13のポイント

　がん患者の場合、「落ち込んで当然」と思われ、うつ病を疑われないことがあります。しかし、アメリカの複数のがん専門病院での調査では、47％が精神医学的な診断基準を満たし、そのうち68％が適応障害（不安と抑うつを伴うもの）で、13％がうつ病、8％がせん妄という結果でした[1]。わが国の調査では、がんの種

類、病期を問わず、概ね4〜7％のがん患者にうつ病が認められます[2]。

がん患者にうつ病を合併すると、うつ病そのものが呈する苦痛、QOLの低下、家族の精神的苦痛、適切な意思決定の障害、治療遵守性の低下、入院期間の延長、身体症状の増強、自殺の増加など、さまざまな悪影響が生じます。うつ病と診断される場合は、やはり薬物療法がほぼ必須となります。ただし相互作用には十分留意しなければなりません。例えば乳がんの治療でタモキシフェンが使われることがありますが、パロキセチン（パキシル®）によりCYP2D6の代謝が阻害されることで効果を減弱させ、乳がんによる死亡リスクを増加したという報告があり、併用注意となっています。

本症例の場合も、うつ病と診断し治療することで、抑うつ症状の改善だけでなく、QOLの向上や痛みの軽減にも役立ちました。

文　献

1) Derogatis LR, et al: The prevalence of psychiatric disorders among cancer patients. JAMA, 249: 751-757, 1983
2) うつ病.「精神腫瘍学クイックリファレンス」(小川朝生, 内富庸介/編), pp117, 創造出版, 2009

症例14

がん患者のうつ病　その2
～吐き気もうつ病の一症状

　70代男性、元自営業、原発不明頸部リンパ節癌の患者。放射線化学療法を行い、粘膜病変や痛みは改善したが、常に吐き気を訴え、食思不振、抑うつ的で、メトクロプラミド（プリンペラン®）を日に何度も欲しがった。麻薬中止や、制吐薬、各種胃腸薬の使用も試されたが症状は不変だったため、精神科併診となった。

　初診時、入眠困難、精神運動抑制、抑うつ気分、不安、興味関心の低下、易疲労を認めた。アルコール多飲歴があったが、元来几帳面で、縁の下の力持ちのような人だった。制吐作用、食欲増進作用のあるスルピリド（ドグマチール®）100 mg/日と深睡眠増加作用に優れるミアンセリン10 mg/日（テトラミド®）の投与で吐き気は減り、食事量と睡眠は改善し退院となり、退院直後はよく散歩するなど軽快していた。

　しかし退院2カ月後、吐き気で食べられず、2週間以上毎日内科医院で点滴をしている状態だった。妻が抑うつを心配し、当院に連絡した。診察すると、抑うつ気分、易疲労、意欲低下、日内変動、睡眠障害等を認め、うつ病の評価スケールも悪化していた。うつ病と診断し、長期の服用になる可能性を考慮し、ドグマチール®は選択せず、ミルタザピン（リフレックス®）15 mg/日とエ

チゾラム（デパス®）0.5 mg/日を開始した。1週間後には睡眠と食欲が改善し、調子が良いので自己中断したようだが、また気持ちが悪くなり再開していた。

　治療開始後1カ月後には、声に力があり、「大分調子がいいみたいです」と述べた。奥さんも、「まさか精神科とは思わなかったけど、お陰様でよくなりました」と述べた。「妻が畑で作った野菜ジュースを飲んでいます」と、2人とも笑顔だった。

症例14のポイント

　がん患者の場合、身体症状も多いため、うつ病による身体症状かどうか、見分けが難しいことがあります。したがって、例えば吐き気がある場合は、SSRIは投与初期の吐き気が生じることがあるため第1選択としにくく、制吐作用のある抗うつ薬を用いると症状の改善に導ける場合も多いです。ミルタザピン（リフレックス®）は、5-HT$_3$受容体拮抗作用による制吐作用があるため使いやすいと思われます。スルピリドもよいのですが、高齢の患者さんにはパーキンソン症状を起こすリスクがあるため、一時的な使用にとどめておくべきでしょう。

症例15 **がん患者のうつ病　その3**
〜適応障害とうつ病

　50代男性、右舌癌（初診時：T2N1M0）。右舌縁が下の歯に当たって痛いため近歯科医を受診した。念のためと言われ、A総合病院を紹介受診したところ、細胞診でクラスVの結果だった。極めて悪性の可能性が高いと説明を受けたが、がんとは思わなかった。しかし、診断書に扁平上皮癌とはっきり書かれているのを見てしまい、孤独感を覚えるとともに、「まさかがんとは」と死を連想し衝撃を受けた。ちょうど休暇に入るところで、妻との旅行計画があったため、1週間誰にも事実を言わず、ゴルフをするなど友人たちとの交流をして過ごした。1週間後、妻に事実を話した。
　口腔外科を受診し、超選択的動注化学放射線療法の方針で入院となった。精神的フォローのために精神科併診となった。生活は妻と2人暮らしで、仕事は自営業で数十人の社員を抱えていた。初診時は、睡眠障害や食欲低下は認めず、うつ病を疑わせる所見はなかった。ただ、他人を心配させないで1人で闘病するということに自尊心をもっているように見受けられた。その点には敬意を表しつつ、今後は気がかりなことを口に出して言った方が身体的にも対処が早くできることや、精神的にもそれがストレス軽減となることを説明し、緩和ケアチームでフォロー・アップする同

意を得た。

　入院中は、同じ治療を受けている他の患者さんの様子をみて治療の不安が募った。もっと痛くなったときに、鎮痛薬が効かなくなると嫌だから、と先回りして考え、鎮痛薬を我慢していた。痛みは我慢しない方がよいことを説明し、治療や処置に対する不安が強いことに対しては、アルプラゾラム（ソラナックス®）0.4 mg/回（屯用）を一時的に使用したところ、有効だった。

　予定どおり治療は終了し、外来通院となった。体力も回復し、仕事に戻ろうとしたが、まもなく再発し、手術を行った。再び退院とはなったが、痛みが増すにつれてソラナックス®の使用が増え、抑うつ気分や意欲低下をうかがわせる所見も認められた。薬物相互作用が比較的少ないセルトラリン（ジェイゾロフト®）50 mg/日を処方したところ、抑うつ症状はやや改善した。

　初診から約1年後、訪問診療をする医師へ紹介となった。頻回に往診してもらい、身体的処置のほかに、傾聴や、身体的マッサージを施行してもらった。亡くなる1カ月前も会社に行っていた。自宅で最期まで過ごすという方針となり、本人は精神科受診のために来院することはできなかったが、妻は精神科に来て看取る覚悟を述べ、これまでの当院への感謝を述べた。その後の訪問診療医からの報告書によると、亡くなる3日前より高熱、意識障害となったが、奇跡的に意識が戻り、集まった家族に本人が挨拶されたあと、疼痛増強のため鎮痛薬、鎮静薬が使用され、家族に見守られるなかで永眠したということだった。

症例 15 のポイント

　がんの経過中、患者さんの将来への見通しを根底から否定的に変えてしまう「悪い知らせ」として、難治がんの告知、がんの再発・進行、積極的抗がん治療の中止、という3つの段階があります[1,2]。このような時に精神的に影響が生じることは必然です。急性ストレス反応ないし適応障害といったレベルにとどまることが多く、向精神薬を使用するとしても抗不安薬や睡眠薬などによる一時的な対症療法で改善することが多いのですが、うつ病は常に疑うべき疾患です。がん患者さんは身体症状も多いため、うつ病の診断にあたっては判断に迷うこともありますが、診断基準にもあるように、2週間以上抑うつ症状が続く場合は積極的にうつ病を疑い、重症度に応じて薬物治療を検討しましょう。うつ病ではない患者さんをうつ病として治療するリスクと、うつ病の患者さんを見逃すリスクを比較すると、うつ病を見逃すリスクの方が大きいので、臨床的には身体症状も含めてうつ病を評価することが必要であるとする研究もあります[3]。

　なお、不安症状には抗不安薬を用いると即効性があり有用ですが、傾眠や呼吸抑制、脱抑制、せん妄の発症に常に十分な注意をする必要があります。

文献

1) Buckman R: Breaking bad news; why is it still so difficult? Br Med J, 288: 1597-1599, 1984
2) Fallowfield L & Jenkins V: Communicating sad, bad, and difficult news in medicine. Lancet, 363: 312-319, 2004
3) Cassem EH: Depression and anxiety secondary to medical illness. Psychiatric Clinics of North America, 13: 597-612, 1990
　「緩和医療における精神医学ハンドブック」(内富庸介/監訳), pp29-53, 星和書店, 2001

症例16　がん患者でうつ病と間違われた症例　その1　〜ノバミン®によるアカシジア

　30代男性、小腸がん術後の患者。化学療法目的で入院し、オキシコドン（オキシコンチン®）60 mg/日とプロクロルペラジン（ノバミン®）15 mg/日を内服していた。入院10日後から、何となく落ち着かない、といって病棟の廊下を1日中歩いていた。はじめのうちは体力が落ちないよう歩いているのだろうと思われていたが、次第に表情も辛そうで、落ち着かないと訴え続けるので、精神科併診になった。

　診察すると、軽度筋固縮を認め、仮面様顔貌であった。身体（>気持ち）が落ち着かず、歩くことや足踏みをしていた方が楽と述べた。痛みはほとんどなく、吐き気もなかった。アカシジアと診断し、ノバミン®の中止を提案した。一方、本人が症状を早くとってほしいと訴えたため、ビペリデン（アキネトン®）1A（5 mg）を筋注したところ、著効した。「落ち着きました、全然違います、むしろ歩くのが億劫になってきました」、と笑顔で述べた。その後アカシジアは出現しなかったが、ノバミン®中止に伴い吐き気が増した。オランザピン（ジプレキサ®）2.5 mg/日を処方し、吐き気は改善し退院となった。その後、口渇や便秘、アカシジアの出現はなく、原疾患の悪化に伴い半年後に死亡した。

症例16のポイント

　がん患者のアカシジア有病率は予想以上に高率です。あるがんセンターにおける2年間の精神科併診の診断名は、適応障害（30％）、うつ病（26%）、せん妄（14％）についでアカシジア（4.1％）でした。アカシジアの原因のほとんどは、プロクロルペラジン（ノバミン®）やハロペリドール（セレネース®）によるもので、オピオイドの制吐薬として使用されていたものでした[1]。アカシジアは、抗精神病薬（ドパミン遮断薬）の副作用として知られ、治療の基本は、抗精神病薬の減量・中止であり、漫然とした処方継続をしないことが重要です。アカシジアの症状は、座ったままでいられない、じっとしていられない、下肢のむずむず感ですが、本人の訴えとしては、不眠や不安、いらいら感となることもあり、希死念慮が生じた例も報告されています。抗不安薬で症状が少し緩和されるので、見過ごされることもあります。

　アカシジアは、制吐作用を期待した抗精神病薬によるもののほかに、せん妄で抗精神病薬を漫然と処方されて生じることもあります。術後せん妄でハロペリドール（セレネース®）の点滴やリスペリドン（リスパダール®）を用いられ、せん妄改善後も漫然と処方されていたために、薬剤性パーキンソン症状が生じ、仮面様顔貌をうつ病の表情と間違われたり、アカシジアを精神的な不穏や焦燥と間違われたりすることもしばしばありますので、注意が必要です。

文　献
1) Kawanishi C, et al: Unexpectedly high prevalence of akathisia in cancer patients. Palliat Support Care, 5: 351-354, 2007

症例17 がん患者でうつ病と間違われた症例 その2 〜低活動型せん妄

　70代女性、卵巣がんの術後。「最近気力がないようで、話しかけても反応が鈍いです。食欲もなくてうつ病になってしまったのではないかと思うのですが」という主治医からの連絡にて、精神科併診。主治医は、告知やその直後の手術などの状況に気持ちが付いていかなかったのだろうと考えていた。診察すると、どうも会話がそれやすく、かみ合いにくかった。日時や場所の質問をすると、見当識障害があることが判明し、看護記録をみると症状に動揺性があることが明らかであり、せん妄と診断した（なお、後の精査により認知症は除外された）。

症例17のポイント

　せん妄というと、興奮や錯乱、幻視があると考えがちですが、実際には低活動型のせん妄もしばしば遭遇します（表）。この場合、うつ病と誤診されることもあるため、意識障害の有無の確認は必須です。うつ病であれば、通常意識は清明であり、見当識障害は認めません。

表　せん妄の類型と症状

1 Hyperactive-hyperalert variant（過活動型）
 精神運動興奮、錯乱、易刺激性、易怒性、不眠、衝動行為、徘徊、幻覚妄想
 　　　　　　　→臨床的に困るタイプ

2 Hypoactive-hypoalert variant（低活動型）
 無表情、無気力、好褥的、傾眠、記銘力低下
 　　　　　→うつ病と誤診されやすい

3 Mixed variant（混合型）

索引

数字・欧文

12カ月有病率	37
AUDIT	183
CYP2D6	91
DSM	15
ICD-10	15
MSW	94
NaSSA	64, 76
PHQ-2	32
PHQ-9	32
PSW	94
SNRI	64, 74
SSRI	64, 72

和文

あ行

アカシジア	79, 197
アカシジアの原因	198
アクチベーション	61
アクチベーション症候群	177
アミトリプチリン	77
アモキサピン	78
アリピプラゾール	79
アルコール依存症	183
維持療法	107
一般精神療法	53
遺伝子重複	91
易疲労感	21
イミプラミン	77
医療ソーシャルワーカー	94, 118
うつ病エピソード	15, 20, 109
うつ病自己評価尺度	34
エスシタロプラム	72

か行

回復期	40
カウンセリング	56
学生	146
学生相談室	149
過剰ストレス期	40
学校医	149
活動性の減少	21
活力の減退	21
仮面うつ病	169
仮面様顔貌	198
寛解	107, 108
がん患者	190
環境調整	45
関係念慮・妄想	28
危険因子	114
希死念慮	114
気分安定薬	87, 112
休職	133, 136

休職規定	133, 136
急性期	40
興味と喜びの消失	20
業務起因性	132, 137
勤労者	130
グループ・ワーク	102
クロミプラミン	77
経過	40
軽快・寛解期	40
経過図	41
軽症うつ病	58
軽躁病エピソード	110, 123
継続投与	89
傾聴	56, 135, 174
現代型うつ	13
抗うつ薬	45
抗不安薬	63, 196
高齢者	138
こどものうつ病	177
孤立無援感	114
昏迷	29, 142

さ行

罪責感	22
再適応期	40
再燃	109
再発	108, 110
再発シナリオ	105
再発予防	45, 104
再発率	109
作業療法	101

作用機序	71
三環系抗うつ薬	64, 76
産業医	133, 136
産業精神保健	137
産業保健	136
自己評価と自信の低下	22
自殺	23, 112, 113, 123, 148
自殺関連行動	113, 123, 148
自殺実行の危険性	117
自殺念慮	23, 114, 116, 117, 123, 142
自殺未遂歴	174
自殺予防	45
自殺をしない約束	119
自傷	23, 174
自傷行為	115
児童精神科	177
ジプレキサ®	197
社会資源	95, 97, 118, 138
社会福祉士	94, 118
社会復帰	46
修正型電気けいれん療法	180
集団認知行動療法	102
集中力と注意力の減退	21
熟眠困難	24
紹介状	125
生涯有病率	37
初期用量	66
職場起因性	136
職場の健康管理体制	135
職場の人間関係	135
職場の問題	135
職場復帰	137

食欲不振	24	せん妄	153, 198, 199
初診診療科	170	前立腺肥大	68
新型うつ	13	双極性障害	87, 88, 172
新規抗うつ薬	64	躁状態	87
神経伝達物質	71	早朝覚醒	24
身体化症状	27	躁転	87, 88
身体合併症	143	躁病エピソード	110, 123
診断基準	14, 110	ソーシャルワーク	93
診断書	132		
心理教育	45, 53, 102, 114, 118, 143		
心理的視野狭窄	175		

た行

診療情報提供書	125	第1選択薬	66, 84
睡眠障害	24	多職種	138
睡眠薬	63	タモキシフェン	68, 191
スクリーニング	31	単剤が原則	67
ステロイド	180	断薬症候群	89, 179
ストレス対処	105, 107	断薬症状	179
ストレッサー	131	中途覚醒	24
スルピリド	79	長期休職者	157
性機能障害	73	兆候	39
制止	29	超高齢化社会	139
精神運動抑制	29, 142	治療開始	48
精神病性障害	29	治療の終結	104
精神保健指定医	122	つらさと支障の寒暖計	34
精神保健福祉士	94, 118	低活動型せん妄	199
精神療法	45, 51, 56	デイケア	100, 101, 102
制吐作用	76	適応障害	34
絶望感	23, 114	デュロキセチン	75
セルトラリン	72	統合失調症	29
セルフケア	97, 106	トラゾドン	78
セレネース®	198		
セロトニン	71		

な行

日内変動	28
入眠困難	24
認知行動療法	46, 54
認知症	140, 142
認定専門医	122
念慮	28
ノバミン®	197
ノルアドレナリン	71

は行

パロキセチン	72
反復性うつ病	109
悲観的な見方	24
微小念慮・妄想	28
非定型抗精神病薬	112
病気休暇	132, 133
標準的治療	44
貧困念慮・妄想	28
副作用	86, 123, 143, 148
復職支援デイケア	158
プライマリ・ケア医	120, 123
フルボキサミン	72
ベック抑うつ質問票	34
ベンゾジアゼピン受容体作動薬	63
ベンラファキシン	75
防御因子	114, 118
保健管理センター	147, 149
保健師	133, 150
保護者	147, 149

ま行

マプロチリン	78
ミアンセリン	78
ミルタザピン	76
ミルナシプラン	75
無価値感	22
無力感	23
メンタルヘルス不調	38, 105, 135
妄想	22, 28
問題解決志向	175

や行

薬剤性パーキンソン症状	198
薬物療法	45
抑うつ気分	20
抑うつ状態	11
四環系抗うつ薬	64, 78

ら行

ライフ・イベント	18
リスパダール®	198
リハビリテーション	45, 98
リフレックス®	193
リワーク	100, 102
リワーク・デイケア	158

わ行

悪い知らせ	196

●プロフィール

編著

河西千秋(Chiaki Kawanishi)

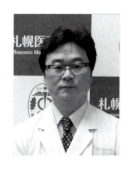

札幌医科大学医学部神経精神医学講座 教授.
東京・銀座に生まれ,銀座・泰明小学校,千代田区立一橋中学,都立青山高校,山形大学医学部を卒業し平成元年に横浜市立大学病院研修医に.同大学精神医学教室に入局し,カリフォルニア大学サンディエゴ校,カロリンスカ研究所への留学などを経て平成17年より横浜市立大学精神医学教室・助教授,平成24年より横浜市立大学医学部健康増進科学・教授(保健管理センター長),そして平成27年1月より現職に就任.平成14年より自殺予防対策活動・研究に注力し,救急医療における自殺未遂者ケア・モデルを創出し,病院内の自殺事故予防,地域自殺予防のためのメンタルヘルス支援活動,医療系学生や専門職のための自殺予防教育などに従事するほか,医療機関や高等教育機関のメンタルヘルス支援活動にも従事している.
専門領域は,行動科学,精神薬理,地域精神保健.
日本精神神経学会認定専門医・指導医,日本臨床精神神経薬理学会専門医・指導医,日本老年精神医学会専門医・指導医,日本うつ病学会自殺対策委員会委員長,国際自殺予防学会日本代表,日本自殺予防学会理事,日本精神科救急学会理事など.

共著

加藤大慈(Daiji Kato)

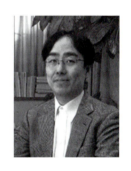

戸塚西口りんどうクリニック院長,横浜市立大学客員講師.
東京生まれの横浜育ち.県立横浜翠嵐高校,横浜市立大学医学部を卒業し,平成9年に横浜市立大学医学部附属病院の臨床研修医に.同大学精神医学教室に入局し,静岡県の鷹岡病院に勤務,平成15年より同大学助手(現在の助教),薬理遺伝学分野で医学博士の学位を取得し,平成24年より同大学講師.大学では精神薬理学分野の研究のほか,自殺予防対策活動・研究や,精神障碍者のリカバリーをテーマとした精神科リハビリテーション研究・普及活動(特にIMR)に力を入れた.臨床では一般外来・病棟指導のほか,リエゾン・コンサルテーション,緩和ケア,病院職員・学生のメンタルヘルス管理にも従事した.平成26年に開業し現在に至る.
所属学会は,日本精神神経学会(専門医・指導医),日本臨床精神神経薬理学会(専門医・指導医),日本精神障害者リハビリテーション学会(学会誌編集委員),神奈川県精神医学会(学会誌編集委員)など.

謹告

本書に記載されている診断法・治療法に関しては，発行時点における最新の情報に基づき，正確を期するよう，著者ならびに出版社はそれぞれ最善の努力を払っております．しかし，医学，医療の進歩により，記載された内容が正確かつ完全ではなくなる場合もございます．

したがって，実際の診断法・治療法で，熟知していない，あるいは汎用されていない新薬をはじめとする医薬品の使用，検査の実施および判読にあたっては，まず医薬品添付文書や機器および試薬の説明書で確認され，また診療技術に関しては十分考慮されたうえで，常に細心の注意を払われるようお願いいたします．

本書記載の診断法・治療法・医薬品・検査法・疾患への適応などが，その後の医学研究ならびに医療の進歩により本書発行後に変更された場合，その診断法・治療法・医薬品・検査法・疾患への適応などによる不測の事故に対して，著者ならびに出版社はその責を負いかねますのでご了承ください．

プライマリ・ケアでうつを診たら
見立てから治療まで、やさしくわかるうつ病診療

2016年4月15日 第1刷発行	編　著	河西千秋
	発行人	一戸裕子
	発行所	株式会社　羊　土　社
		〒101-0052
		東京都千代田区神田小川町2-5-1
		TEL　03 (5282) 1211
		FAX　03 (5282) 1212
		E-mail　eigyo@yodosha.co.jp
ⓒ YODOSHA CO., LTD. 2016		URL　http://www.yodosha.co.jp/
Printed in Japan	装　幀	Malpu Design（李生美）
ISBN978-4-7581-1787-6	印刷所	日経印刷株式会社

本書に掲載する著作物の複製権，上映権，譲渡権，公衆送信権（送信可能化権を含む）は（株）羊土社が保有します．
本書を無断で複製する行為（コピー，スキャン，デジタルデータ化など）は，著作権法上での限られた例外（「私的使用のための複製」など）を除き禁じられています．研究活動，診療を含み業務上使用する目的で上記の行為を行うことは大学，病院，企業などにおける内部的な利用であっても，私的使用には該当せず，違法です．また私的使用のためであっても，代行業者等の第三者に依頼して上記の行為を行うことは違法となります．

JCOPY ＜（社）出版者著作権管理機構　委託出版物＞
本書の無断複写は著作権法上での例外を除き禁じられています．複写される場合は，そのつど事前に，（社）出版者著作権管理機構（TEL 03-3513-6969，FAX 03-3513-6979，e-mail: info@jcopy.or.jp）の許諾を得てください．

羊土社のオススメ書籍

本当にわかる 精神科の薬 はじめの一歩

疾患ごとの具体的な処方例で、薬物療法の考え方とコツ、治療経過に応じた対応が身につく！

稲田 健／編

プライマリケア医のために，向精神薬の使い方を必要なポイントに絞ってやさしく解説！薬の特徴や使い分けはもちろん，疾患別の処方例，薬のさじ加減や副作用への対処など，状況に応じた実践的な対応が身につく！

- ■定価（本体3,200円＋税） ■A5判
- ■223頁 ■ISBN 978-4-7581-1742-5

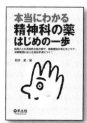

内科医のための 不眠診療 はじめの一歩

誰も教えてくれなかった対応と処方のコツ

小川朝生，谷口充孝／編

非薬物療法の進め方から睡眠薬の使い分け・用量用法まで，考え方だけでなく実際の対処法や処方例も紹介した，現場で本当に役立つ入門書！章末問題で知識の定着が確認でき，巻末では枕や夢など眠りの豆知識が面白い！

- ■定価（本体3,500円＋税） ■A5判
- ■221頁 ■ISBN 978-4-7581-1730-2

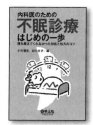

自信がもてる！ せん妄診療 はじめの一歩

誰も教えてくれなかった対応と処方のコツ

小川朝生／著

悩める病棟医は必携！せん妄かどうかをしっかり見極め，正しい対処法の基本を丁寧に解説した入門書．
患者に応じた抗精神病薬の使い方，ケーススタディも多数掲載！

- ■定価（本体3,300円＋税） ■A5判
- ■191頁 ■ISBN 978-4-7581-1758-6

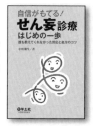

内科医のための 認知症診療 はじめの一歩

知っておきたい誤診を防ぐ診断の決め手から症状に応じた治療、ケアまで

浦上克哉／編

早期発見のコツ，誤診を防ぐ診断の仕方，症状に応じた治療法，ケアまで，認知症診療の必須知識をわかりやすく解説．専門医との連携やBPSDへの対応も充実．ケーススタディもついて明日からすぐに役立つ！

- ■定価（本体3,800円＋税） ■A5判
- ■252頁 ■ISBN 978-4-7581-1752-4

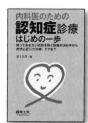

発行 羊土社 YODOSHA 〒101-0052 東京都千代田区神田小川町2-5-1　TEL 03(5282)1211　FAX 03(5282)1212
E-mail：eigyo@yodosha.co.jp
URL：http://www.yodosha.co.jp/

ご注文は最寄りの書店、または小社営業部まで

羊土社のオススメ書籍

あらゆる診療科で役立つ 皮膚科の薬 症状からの治療パターン60
これだけは知っておきたい！

梅林芳弘／著

あらゆる診療科でよく出会う60の皮膚科症例を厳選し、症状ごとの治療パターンを伝授！診断のポイントとなるキーワードを導き出し、診断につなげるワザも紹介．落とし穴，専門医への紹介など，すぐ役立つコツが満載！

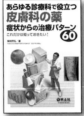

- 定価（本体3,800円＋税）　■A5判
- 158頁　■ISBN 978-4-7581-1741-8

頼れる主治医になるための 高齢者診療のコツを各科専門医が教えます

木村琢磨，松村真司／編

廃用症候群やうつなど高齢者が抱える身体や心の様々な問題について、一般臨床医の疑問に各科専門医がズバリお答え！認知症がある方の診察のしかた、外来で可能な処置、患者紹介のコツなど診療のヒントが満載です．

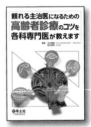

- 定価（本体3,900円＋税）　■A5判
- 207頁　■ISBN 978-4-7581-1771-5

ステロイドのエビデンス
ステロイドの使い方の答えはここにある

川合眞一／編

感染症やワクチン接種に影響するステロイドの用量は？妊婦・授乳婦にステロイド投与はできる？…等、臨床現場でよく出会う疑問を、エビデンスに基づいて解消！ステロイドを使用する、あらゆる診療科の疑問に答えます！

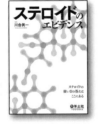

- 定価（本体4,600円＋税）　■A5判
- 374頁　■ISBN 978-4-7581-1783-8

あらゆる診療科で役立つ！腎障害・透析患者を受けもったときに困らないためのQ&A

小林修三／編

腎障害患者の検査値はどう解釈する？この薬、透析患者に使っていいの？など、プライマリケアの現場で患者を受けもったときによく出会う疑問の答え、ここにあります！おさえておきたいマネジメントのポイントが満載！

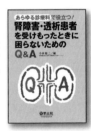

- 定価（本体3,800円＋税）　■A5判
- 351頁　■ISBN 978-4-7581-1749-4

発行　羊土社 YODOSHA
〒101-0052 東京都千代田区神田小川町2-5-1　TEL 03(5282)1211　FAX 03(5282)1212
E-mail：eigyo@yodosha.co.jp
URL：http://www.yodosha.co.jp/

ご注文は最寄りの書店、または小社営業部まで